ひとりでできる「自然療法」

病院に行かずに「治す」ガン療法

船瀬俊介

花伝社

病院に行かずに「治す」ガン療法——ひとりでできる「自然療法」◆目次

はじめに

『病院に行かずに「治す」……』

この本のタイトルに、希望を感じとられたあなた。あなたのガンは、いや、それ以外の病も、しずかに消えていくでしょう。

いつからでしょう。わたしたちは病気になったら、病院に行く。お医者さまに診てもらう。おクスリをもらう。それがあたりまえになっています。九割以上のかたは、なんの迷いもなく、病院の門をくぐるでしょう。そんなかたにこそ、この本のページを繰ってほしいのです。

わたしたちが、これほど信頼を寄せている病院が、じつは病気を「治す」ところではなく、病気を「作る」ところだとしたら——。それは、なんと恐ろしいことでしょう。そんな、馬鹿な、とかぶりをふる。憤然とする。そんな患者さんたちも大勢おられると思います。わたしも病院を信用したい。信頼したい。しかし、その思いを打ち砕く情報に、わたしは暗澹《あんたん》とするのです。

●

岡山大学・医学部付属病院で一年間に亡くなったガン患者のカルテを徹底精査したら、八〇%はガンでなく、抗ガン剤や放射線など〝ガン治療〟の副作用で死亡していた！　さらに、この衝撃事実を博士論文で発表しようとした若手医師は、目の前で学部長に論文を破り捨てられた、という。

この事実は、病院にガンで通院、入院したら、あなたは**八割の確率で〝殺される〟**という恐怖の現実を示しています。それでも、あなたは病院のドアを押す気になりますか？　厚生労働省の責任者である医療課長（保険局）ですら「抗ガン剤は、いくら使っても、使っても、効かない。こんなモノを保険適用していいのか！」と内部告発していることを知っていますか？

●

厚労省のガン治療・担当技官ですら「**抗ガン剤は猛毒で『ガンを治せない』のは常識**」と回答しています。また「猛毒で亡くなっている（殺されている）患者は非常に多い」と証言。さらに「**抗ガン剤は強烈な発ガン物質**」で「**投与すると他臓器にガン**ができる」という。一〇人に一人くらいガン腫瘍が縮小しても、ガン細胞は遺伝子を変化させ抗ガン剤を無力化する。その反抗ガン剤遺伝子（アンチ・ドラッグ・ジーン：ＡＤＧ）の存在を、日本のガン学界は、ひたすら隠してきました（拙著『抗ガン剤で殺される』花伝社、参照）。だから、いったん縮んだ**ガン腫瘍も悪性化して、五～八か月で元の大きさに再増殖**（リバウンド）。抗ガン剤を投与した患者群ほど早く、多く死亡している（「米国東海岸リポート」）。二七一人の医師に「自分自身に抗ガン剤を打つか？」質問すると二**七〇人の医師が断固ノー！**　でした。東大医学部四人の教授は、何千人もの患者に抗ガン剤を投与して、自分達がガンにかかると「抗ガン剤拒否」で、なんと食事療法でガンを治した（！）。抗ガン剤は〇・一g、七万円。一g打っただけで七〇万円のボロ儲け。一〇cc打ったら……。だから病院はやめられない。日本のガン利権は年間約一五兆円。防衛費の三倍！　そこに製薬メーカーなどガン・マフィア達が群がっています（拙著『ガンで死んだら110番　愛する人は〝殺された〟』五月書房）。

　あなたは、それでも「抗ガン剤を打ってください」と医者に頼む〝勇気〟がありますか？

「もはや**〝ガン三大療法〟（抗ガン剤、放射線、手術）は無力**。代替療法が勝る」と米国政府すら認めているのです（一九九〇年「ＯＴＡリポート」）。

●

　ガン治療だけではありません。現代の病院は、もはや患者を治療する場所から〝殺す〟場所に堕落しています。

「……一九七三年、イスラエルで病院ストが決行された。診察する患者の数が一日六万五〇〇〇人から七〇〇〇人に減らされた。ストは一か月続いた。**スト期間中、なんと死亡率が半減**した！（エルサレム埋葬協会調べ）」（『医者が患者をだますとき』Ｒ・メンデルソン著、草思社、要約）

　そして、ストが解除され病院が再開すると死亡率は元に戻ったのです。

　つまり、この数値は人口の半分は〝病院で殺されている〟ことを証明しています。

　南米コロンビアの首都ボゴタでも医者が五二日間ストをすると現地の「死亡率が三五％も低

下」した！　ロサンゼルスでは一八％低下。いずれも病院が再開すると死亡率はスト以前と同じ水準に戻っています。

あなたは次の事実を知って絶句なさるでしょう。「アメリカ人の死因第一位は病院での医療過誤死」なのです。その犠牲者は少なく見積もって七八万三九三六人。二位が心臓病死、約七〇万、三位がガン死で約五五万人……（二〇〇一年度）。さらに次の証言も。「一年間の車の事故死より、薬の処方箋で亡くなるかたが多い。悲しいことだが事実である」（米医療振興大学学長、M・ジャクソン博士）（『真実のガン治しの秘策』鶴見隆史著、中央アート出版社）。

心ある医者は「現代の病院では緊急医療など一割しか治せない。九割は悪化させるか、死なせている」と内部告発。そして「できるだけ病院には近寄らないで」とアドバイスするのです。

●

日本の現状は、さらに最悪です。大学医学部で医学生たちは〝治療法〟は学ばない。あなたは信じられますか？　かれらが医師になり、**病院で盲目的に従う**〝**治療法**〟**が**「**治療ガイドライン**（**指針**）」。二〇〇〇年以降だけで六〇〇種以上。この「指針」は種々ある××学会の教授等が作成する。ア然とするのは、かれら**九割が製薬会社等から多額の**〝**寄付金**〟を貰っていた事実！　その額一～三億円。判明しているだけでこの金額。〝裏〟の寄付はいったいどれほど巨額になるでしょう。はやくいえば「指針」を実質、作成しているのは製薬会社なのです。〝協力〟して〝賄賂〟を受け取っている医学部教授らは名義貸しをしているのと同じ。製薬メーカーが作るから怒濤のようなクスリ漬け〝治療〟が「指針集」で指示される。全国の医師たちは、ひたすら盲目的にそれに従う。すると病院利益も上がる。給料も上がる。

現在、全国の病院で行われているガン治療も製薬メーカーが〝作った〟「指針」に従って行われています。そこでは、多種多様な**抗ガン剤漬け〝治療〟がプログラミング**されています。製薬資本の頭にあるのは患者の命でも、苦痛でもない。ただ、ひたすら医薬品の売り上げ、巨額の儲けなのです。あなたの命は、愛するひとの命は、もはやモルモット以下です。

●

――以上、これが現代医療の実態です。これでも、あなたは病院のドアを押す気になれますか？

わたしが、この本のタイトルを『病院に行かずに「治す」ガン療法』としたのも、このような理由からです。

「でも、病院に行かずにガンが治るのか？」

あなたは不安になるでしょう。ところが、病院を拒否したひとほど、ガンは驚くほど治っているのです。この本で紹介するＮＰＯ法人「ガンの患者学研究所」では、すでに**七〇〇〇人を超えるガン患者が、自然退縮、完全治癒**しています。同様に「**いずみの会**」**でも年間生存率九五％……！** 末期ガンの方も多いのに、あなたは驚嘆なさるでしょう。かれらに共通するのは、ほとんどが**病院に行かずに、自らガンを完治させた**ことです。ガンが治るのは「医者から見放されたひと」「医者を見放したひと」なのです。

「患者学研究所」が会員に勧めているのは「**心**」「**生活**」「**食事**」**を改める**こと。「いずみの会」も「**心**」「**食事**」「**運動**」の改善を指導。

「それで、ガンが治るのか!?」あなたはア然となさるでしょう。「治る」のです。この本をめくれば、その真実が書かれています。

●

代替療法と、①抗ガン剤、②放射線、③手術の〝三大療法〟とは根本的に異なります。後者は、ガンを「敵」と見なし、抗ガン剤の〝毒〟、放射線の〝害〟、手術の〝メス〟で攻撃する。医者はよく「ガンを叩く」という。まさに、その通り。しかし、抗ガン剤の〝毒〟はガン細胞だけでなく、患者の全身細胞まで総攻撃してしまう。さらに、猛烈な発ガン性で、新たなガンを発生させる。最悪悲劇は患者に備わったガン細胞と戦う免疫細胞（ナチュナル・キラー細胞＝NK細胞等）を殲滅《せんめつ》してしまうこと。**抗ガン剤は、ガン細胞は殺せず、味方の兵隊、NK細胞を全滅させる**。だから、抗ガン剤を打って喜ぶのはガン細胞です。燃えている家を消すのにガソリンぶっかけるようなもの。抗ガン剤が〝ガン応援剤〟〝増ガン剤〟と呼ばれるゆえんです。**放射線の副作用はさらに酷い**。**手術も弱ったガン患者には大変なストレス**。いずれも免疫力を殺《そ》ぎます。〝三大療法〟の最大欠陥は、患者に備わった自然治癒力（NK細胞等）を激減させ、ガンと戦う自らの力を殺してしまうことです。

代替療法は一八〇度ちがいます。それは「心」「食」「生活」などの改善で自然治癒力を高めます。NK細胞を増やし、活性化させ、そのはたらきでガンを自然退縮から自然消滅させるのです。

●

「ガン患者、多くが代替療法——米で調査。祈りやサプリメント」（『朝日新聞』2008／8／15）

アメリカは、いまやガン死亡者が急速に減っていることで知られます。一九九〇年、政府が三大療法の無効を認めたからです（OTAリポート）。

「**米国のガン患者の四〜六割ほどが**、祈りやサプリメントといった『**補完代替医療**』**を試しているる**ことが米ガン学会の調査でわかった」（同紙）

ガンと診断されてから一〇〜二四か月の患者を調査した結果……「祈り・霊的体験を試した」六一％。「気功などリラクゼーション」四〇％超、さらに「宗教的癒《いや》し」「サプリメント」も各々四〇％以上が試みていた（三一三九人回答、重複）。

とりわけ女性、若者、高収入や高学歴のひとが「補完代替医療」を試す傾向が強かった、という。代替療法は、もはや世界の流れなのです。

「**笑い**」「**食事**」「**入浴**」「**運動**」「**呼吸**」「**イメージ**」……本書でこれら一四種類の代替療法を紹介しています。どれも、楽で、カンタンで、気持ちいい！　それでガンと戦う免疫細胞（**N**

K細胞）が急増し、ガンは自然退縮・完全治癒していくのです。

さあ、安心して、ゆったりとページをめくってください！

第1章　「ガンの患者学研究所」‥あなたの心が治す

――「治る！」励まし合いで〝治ったさん〟続出

＊　医師二七一人中二七〇人抗ガン剤拒否
＊　抗ガン剤拒絶した東大医学部四人の教授
＊　涙を拭いて立ち上がれ！　法を武器に戦え
＊　ガン（結果）は氷山（生活・食・心）の一角
＊　「ウェラー・ザン・ウェル学会」発足！
＊　胸を熱くするガン患者「治ったコール」

●『ガンで死んだら110番　愛する人は……』

新しい本を出しました。

タイトルは『ガンで死んだら110番　愛する人は〝殺された〟』（五月書房）。

副題は『衝撃!!　ガン患者8割は「抗ガン剤」「放射線」「手術」で〝殺されている〟』。

このタイトルに驚愕《きょうがく》するかたも多いでしょう。しかし、それは真実なのです。

本の帯には、こう書きました。「次はあなたが〝殺される〟」。

そのとおり。年間に少なくとも二六万人のガン患者が、ガン治療の名のもとに虐殺されています。その慄然とする事実は、まさに巨大〝ガン産業〟によって、巧妙に隠蔽されてきました。

この本は……かれらガン・マフィアたちによる隠蔽工作を完膚なきまでに暴き切ったものです。

まず、医師二七一人中二七〇人が、自らには……「断固抗ガン剤拒否！」……という ア然とする現実を直視してください。かれらは、抗ガン剤がガンを治せず、ただ患者を苦しませ殺す、たんなる〝猛毒物〟であることを知っているからです（超越意識研究所・所長　寺山心一翁《しんいちろう》氏、調査）。

東大医学部ガン専門医、四人の教授が自らガンになったとき全員抗ガン剤を拒絶。そして、食事療法などの代替療法で「全員ガンを治しピンピンしている」といいます。

このエピソードに、全身の毛が逆立つ思いがしました。この教授たちは、自分たちのガン患者らが「先生、食事療法などの代替療法で治したいんですが……」と恐る恐るたずねると……

「ダメダメ！　そんな代替療法なんて迷信、インチキ」と言下に否定して、悪魔の抗ガン剤を打ちまくって何百、何千人と〝殺して〟きたことは、まちがいありません。

●「抗ガン剤は効かない」（厚労省医療課長）

拙著『抗ガン剤で殺される！』（花伝社）で紹介した厚労省技官の「抗ガン剤がガンを治せないのは周知の事実」という驚愕《きょうがく》コメントは、読者に大反響を巻き起こしました。

この専門技官は筆者の取材に対し、「抗ガン剤は猛毒で、強い発ガン物質であることも周知の事実」と平然と言い放った。そして「ガン細胞は、すぐに抗ガン剤に耐性を獲得する」と反抗ガン剤遺伝子（ＡＤＧ：アンチ・ドラッグ・ジーン）の存在も認めた。さらに「ガン患者の多くが、この猛毒抗ガン剤や放射線の副作用で死んでいる」ことも溜め息まじりで認めたのです。また、厚労省保険局の医療課長まで公開シンポジウムの席で「皆さんご存じないでしょうが、抗ガン剤は、いくら使っても、使っても効かない。だから保険対象から外すべき」と公言しているのです。

抗ガン剤を管轄する医療行政責任者が「抗ガン剤は、効かない」と言い放つ。それを、どのマスメディアも報道すらせず、隠蔽する。このクニは深部まで腐り、狂っています。

『ガンで死んだら１１０番　愛する人は〝殺された〟』を出版した真意は、ただの告発ではない。まず「ガンは『代替療法』と『生きる心』と『笑い』の三点で治る」――その真実を全国の人々に知っていただきたい。その一念につきます。あなた自身を、ご家族を、〝虐殺〟から守る。〝殺されて〟からでは、もう遅いのです。

その内容――。

▼抗ガン剤〇・一gが七万円！　一五兆円巨大ガン利権が患者を殺す。▼ガン患者の八割〝虐殺〟の「告発論文」を破り捨てた岡山大医学部学長。▼「アメリカ『ガン戦争』敗北宣言…」（一九九〇年OTA報告）。▼「抗ガン剤、多投与グループほど短命」（米東海岸リポート）▼抗ガン剤投与しても五～八カ月で再増殖して元の木阿弥。▼ガンは全身病――〝転移説〟のまやかしに騙されるな。▼専門医の常識「早期ガンは六～七年も変化しない」▼涙を拭いて立ち上がれ！　法律を武器に戦え。

●「ガンの患者学研究所」の希望と奇跡

この本で、地獄ともいうべき絶望的なガン患者殺戮《さつりく》の現実を抉《えぐ》っています。

しかし、いっぽうで希望の灯《ひ》とも出会えました。それがNPO法人「ガンの患者学研究所」です。

代表、川竹文夫さんは、元NHKの敏腕ディレクター。自ら腎臓ガンを克服し、日本のガン医療の絶望的な現実にめざめ、同団体を設立しました。

かれはガンに関する内外の膨大な文献を収集読破し気づいた。

「現代のガン治療法は、根底からまちがっている……！」

かれは指摘する。「まず、医学の大前提からまちがい。『ガン細胞は無限増殖し、宿主《しゅくしゅ》（患者）を殺すまで増殖しつづける』という、一五〇年昔のドイツ学者〝ウィルヒョウ学説〟が、いまだ医学教科書の一ページにある。人間の体内には毎日約五〇〇〇個ものガン細胞が産まれており、〝ウィルヒョウ説〟が正しいなら、人類は一〇〇万年以上も昔に、とっくに絶滅しています」（川竹氏）。つまりウィルヒョウはナチュラル・キラー（ＮＫ）細胞などガン細胞を攻撃死滅させる免疫細胞の存在を、まったく無視している。というより、こんな昔には免疫細胞の存在すら知られていなかった。ＮＫ細胞が発見されたのは約三〇年前のこと。

「最初のガン理論がまちがっている。だから、後の全てがまちがってくる」

じつに明解。まさに一刀両断――。その川竹説に反論できるガン学者は、世界に一人もいないでしょう。

●〝三大療法〟に〝迷える羊〟を誘導

さらにかれは怒りをこめて綴る。「〝三大療法〟一辺倒の現状では、患者は正しい情報や真実に対して［目隠し］され、医師が発する極めて制限された情報以外ほとんど手にすることができない」。そのとおり。かくして、全国に現在、さまようガン難民は約三〇〇万人ともいわれている。医師たちは、虐殺の三大手段……「抗ガン剤」「放射線」「手術」へ巧妙に、これら

〝迷える羊〟たちを誘導する。

「このような状況下では『自分で選べ』といわれたところで、もはやそれは選択とは呼べない。なぜなら、選択とは、選ぶ人間にとって必要な情報が十分に揃った中で自由になされてこそ、意味を持つ」（川竹氏）

日本の〝ガン産業〟が年間に手に入れるガン利権は三三兆円医療費の半分、約一五兆円強（推計）。国防費の約三倍！　驚倒するカネが、製薬メーカーや病院、医者、そして政治屋やマスコミの懐《ふところ》を潤《うるお》す。あるガン患者の家族は憤激してつぶやきました。

「私たちは、かれらにはドル箱だったんですね……」

そのとおり。たんなる猛毒物質が「医薬品」のラベルを貼るだけで〇・一g、七万円の〝抗ガン剤〟に化ける。一gで七〇万円。つまり、一cc注射を打てば、七〇万円。一〇ccなら七〇〇万円……！　医者も薬屋も笑いが止まらない。医者が、熱心に抗ガン剤を打ちたがるわけです。

●『幸せはガンがくれた』を読みなさい

本書筆頭に、川竹氏「ガンの患者学研究所」をもってきた理由は、かれの著書『幸せはガンがくれた』（創元社）に深い感動と感銘を受けたからです。

大手書店ガン関連コーナーの前に立つ。あなたは溜め息とともに立ち尽くすでしょう。ガンに関する夥《おびただ》しい書籍群。何百冊と棚を埋め尽くしています。『××でガンが治った！』という類いや数え切れない『闘病記』。そのほとんどは著者がガンとの戦いに破れ、空しく天国に召されています。その真実を知ると書棚の一冊一冊が悲しい〝墓標〟に見えてきます。

しかし、『幸せはガンがくれた』は違います。サブタイトルは「心が治した12人の記録」。――心が治す――。ここに「ガンの患者学研究所」の核心があります。

『抗ガン剤で殺される！』（前出）の取材で、多くの医師が、それこそ口を合わせたように「ガン原因の七割は〝心〟」と言ったのが印象的でした。

ある医師は「ガンは心因性の病気」と言い切りました。

その「心がガンをつくる」という説は、続編の『笑いの免疫学』（花伝社）で確信へと変わりました。この本ではガン患者一九人に喜劇を観せたらナチュラル・キラー（NK）細胞が最高で六倍以上に増えた実験などを紹介しています。

つまり、「笑い」こそ「前向きの心」の最たるもの。それでガンと戦う免疫力がプラス方向で、飛躍的に向上したのです。

●「心」でガン死亡率に七七倍もの大差

また、英ロンドン大学の高名な心理学者アイゼンク名誉教授の研究は衝撃的。約一三〇〇人の被験者を一五年間も追跡調査した結果、「自律性のない」「引きこもる」性格の群は、約四

■がん患者の心の状態と生存率

グラフA　前向きに立ち向かえ！　その「心」があなたを救う

※グリアー（英国）の研究から

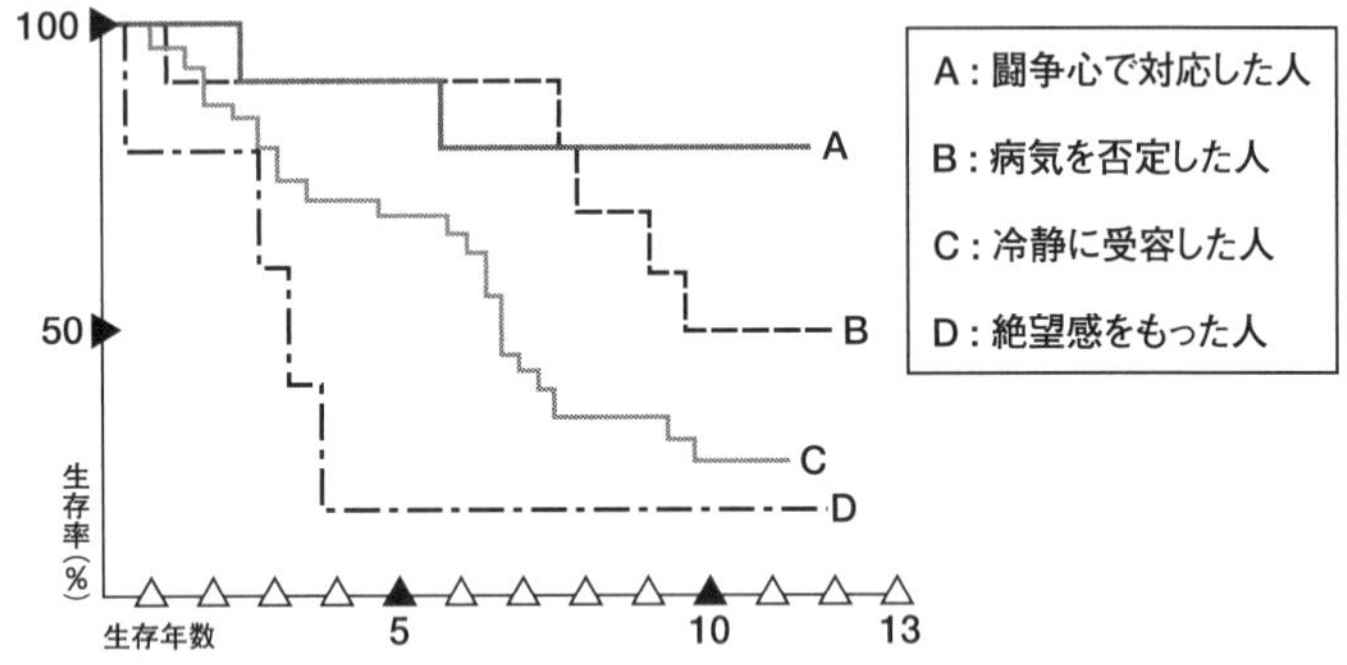

出典：『がんは「気持ち」で治るのか!?』（川村則行著、三一新書）

六%がガンで死亡していた。いっぽう「自律性がある」「前向き」タイプは、なんと〇・六%しかガンで死んでいない。その死亡率差は、なんと七七倍。自己をセルフコントロールして前向きに生きるひとと、ひとに頼り、後ろ向きに生きているひとでは、これだけの大差がついたのです。それは「心」の持ちよう一つで、ガン死亡率に驚倒する大差が生じることの証しにほかなりません。

同様の実験は、他にもあります。

ガンに対して「前向き」「闘争的」に立ち向かったガン患者と、「絶望した」患者では生存率に約五倍もの差があったのです（グラフA）。

これは英国、グリアーの有名な研究です。

ガン患者の性格を四種類に分類。**A：闘争心で対応。B：病気を否定した。C：冷静に受容した。D：絶望に陥った。**

さて、これらA～D群を一三年間、観察し続けたところ、もっとも長く生存したのは**A：闘争タイプ**でした。約七六％という驚くべき生存率。六年後からは、だれ一人亡くなっていない。おそらくガンは退縮、自然消滅してしまったはず。つまり、ガンの完全勝利者となったのでしょう。

いっぽう**D：絶望組**は、わずか四年で約一五％に激減。つまり八割以上がガンで命を落としている。このとき前向きの**A：闘争グループ**は九割近くが生存。

ガンに対して、心が「前向き」か「後向き」かで、これほど大差が出ることに、あなたは驚かれるでしょう。

また米国のスピーゲルは八六人のガン患者を「一年間、心理療法を施した」群と「何もしなかった」群に分けて一〇年間追跡調査した結果、「心理療法を施した」グループのほうが約二倍強も長生きしていました。ここでもガン患者を救うのは「心」のあり方であることが立証されています。

●「動かなダメ」……余命三週間から生還

『幸せはガンがくれた』（前出）の中での一例。小山王《つかさ》さんは四二歳のとき、すい臓ガンを発病。地元農協の組合長として赤字再建に東奔西走の日々でした。また外食中心で美食漬け。体重も七八kgと肥満体。開腹手術を受けたが、すでに肝臓、後腹壁まで広がっており、余命三週間という完全な末期症状。ベッドで一日に何度も意識不明に襲われる。いつ死んでもおかしくない。その状態のとき鍼灸師をやっていた息子さんが必死で指圧し、コンニャク温湿布をして、漢方薬を煎じて飲ませた。手術後四日目、死地を脱した小山さんは自力で立上がり、吹雪の病院の庭をゆっくり歩き始めた。

「……人間は動物である。動く物だ。動かなダメだ……」

雪降りしきる中、鬼気迫る姿で、小山さんは歩き続けた。そして、奇跡は起きた。次第に、次第に……体力は回復し、二か月目に体重が増え始めた。そして手術から一周年目には、農協の沖縄旅行を引率して行くほどに――。まさに驚異的な奇跡としかいいようがない。「生きる」という不屈の意思、そして不断の運動。それらがかれの自然治癒力を刺激し、免疫力を強化し、余命三週間の末期ガンから救ったのです。サジを投げ、ただその死を待つしか術《すべ》はなかった主治医や看護婦たちは、ただ茫然自失《ぼうぜんじしつ》で見守るのみ……。

●「ガンは治らない」と思うから治らない

川竹氏はNHK在職中の一九九三年、小山さんのようなガン完全治癒のひとびとを紹介するドキュメンタリー番組を制作。反響はすさまじく「ガンってほんとうに治るんですね」という驚愕感動《きょうがくかんどう》の便りが殺到しました。

このとき川竹氏の胸にひらめいた。

「ガンが治りにくいのは『治らないものだ』という誤った〝信念〟のためではないのか?」

医師やマスコミ、さらには患者本人ですら「ガンは治らない死病」と思い込んでいる。さらに周囲の近親縁者まで、当事者へのガン告知で、絶望と悲しみの淵《ふち》に落ち込んでしまう。

「……かれらによって、十重二十重《とえはたえ》に塗り込められ、固められた誤った〝信念〟が、ガンを治りにくいものにし、そのことによってまた誤った〝信念〟はさらに強固なものに育って行く……その悪循環こそ、ガンをいたずらに、治りにくいものにしているのではないか」（前著）

「ガンは治らない」という誤った〝信念〟は「後向き」の心です。

先述、アイゼンク教授の実験を思い起こしてください。「後向き」の心は「前向き」の心にくらべて、**七七倍もガン死亡率を高める**のです。

●ガンは氷山の一角（結果）にすぎない

つまりガンを治らなくしている――のはガン自体ではなく、患者自身だったのです。

川竹氏は、その真理に気づきました。そして、かれは自らの完全治癒の体験にもとづき、「ガンを育て」「治らなくしている」ものは①「生活」（ライフスタイル）、②「食」、③「心（ストレス）」であることに目覚めました。ガンは①〜③の結果である。それをかれは氷山に例えます（次頁図Ｂ）。

水面上に出ているのはガン（結果）である。現代医学は、そのガン（結果）を取り去れば〝ガンは治った〟という。しかし、川竹氏は「そうでない」と断言する。

■ガン（結果）だけとってもまた現れる

図B　ガンの氷山理論

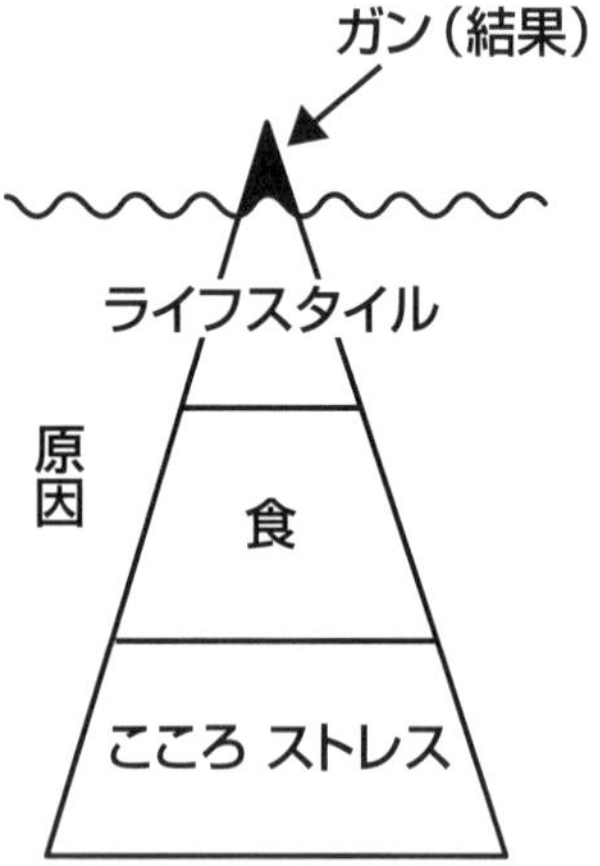

ガン（結果）
ライフスタイル
原因
食
こころ ストレス

「氷山の下には、本人のそれまでの（原因）が隠れている」「生活・食事・心を正さないで氷山だけ削りとっても、あらたな氷山が水面上に現れてくる」

だから「生活を、人生を、改めないと、ガンは治らない」――真理である。しかし、その生活（心のもち方、食事、仕事、環境など）に注意を配る医者は、皆無に近い。これに対して新潟大学大学院医歯学総合研究科・安保《あぼ》徹《とおる》教授は「ガンの原因は『悩み過ぎ』『働き過ぎ』『薬の飲み過ぎ』の〝三過ぎ〟」といいます。まさに簡にして要の至言《しげん》。

●『いのちの田圃』――『……あなたが治るために』

川竹氏は「ガンは『心』と『食事』と『生活』とを変えれば治る！」という真理を訴えるために「ガンの患者学研究所」を設立。その基本は、ガンを完全克服した元患者さんたちに学ぶこと。

同会の機関誌『いのちの田圃』は、そんな完全治癒した〝治ったさん〟の喜びの声と体験に満ち満ちています。それは、すでに七〇号を越えます。

また川竹氏たちは「一二八万人のガン患者に〝無料で！〟届ける」をスローガンに小冊子『すべては、あなたが治るため――ガンをはねのけ生き抜く力』（七四ページ）を配布している（写真C）。

「無料で配り抜く」という決意に圧倒されます。

同研究所は、ガンが完全退縮したり自然治癒したひとびとを〝治ったさん〟と呼ぶ。そして、同会に相談したりしてきたガン患者を〝これからさん〟と呼ぶのです。

つまり、これから治るひとたち、という意味です。そこには絶望のカケラもありません。やさしさとユーモアすら漂います。同会は二〇〇三年四月一九～二〇日、感動的イベントを開催。東京都調布市で末期ガンから生還した一二四名の〝治ったさん〟と、約一二〇〇名もの〝これからさん〟等が一堂に会して大集会を開いたのです。

ほとんど医者から見放された末期ガンだったひとたちが、元気一杯の笑みで次々に自らの生還体験を

■届け！128万人の仲間たちへ

写真C

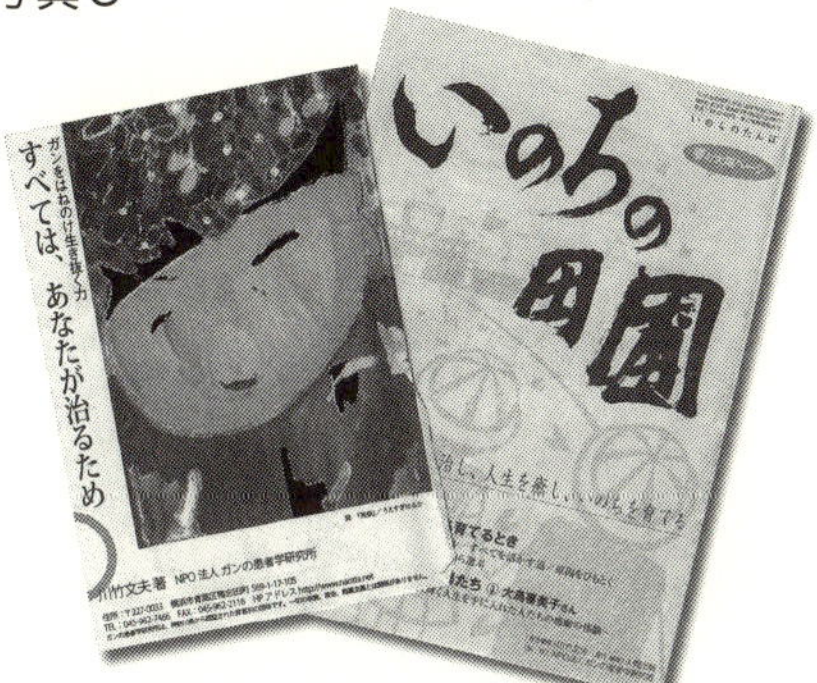

発表。予定の「一一〇〇人集会」を大幅に突破した一大集会は、まさに医者や病院や製薬メーカーさらにマスコミにまで騙《だま》されて来たガン患者たちの反乱ともいえるべきものでした。

そして、いくたびか一〇〇〇人規模の集会は続けられ、その勢力は燎原《りょうげん》の火のように激しく、急速に全国に拡大しています。

●「日本ウェラー・ザン・ウェル学会」発足

二〇〇六年一〇月二一日、東京・蒲田で『世界一元気・ガンの患者学ワールド』を開催。講師の一人として依頼されたわたしも朝から参加。一〇〇〇人近い参加者のほとんどが〝治ったさん〟か〝これからさん〟。そして、その親族、友人たち……。

この日は、記念すべき〝学会〟の発足日でもありました。それは「日本ウェラー・ザン・ウェル学会」。川竹氏の呼びかけでスタート。これまでの「学会」は、すべて上からの押し付けでした。しかし、このウェラー学会はちがう。これはガン患者の側から、ガンをとらえなおす学会です。その基本は、治ったガン患者から「学ぶ」。

その五大目的――

①情報：［シンクタンク］として患者に、最新の［正しい情報］を提供。
②学習：［ガン患者の同志］として、治ったガン患者の体験に学ぶ。
③協力：学際的協力で［真の患者学］を確立し、患者の気づきと成長をうながす。

④広報：一人でも多く［ウェラー・ザン・ウェル（ガンのあとの方が幸せ！）］を実現。

⑤変革：患者の側から、〝三大療法〟中心の現代ガン医療を変革していく。

学会は、まず六人で船出しました。理事長は川竹氏。副理事長は安保徹教授（学術担当）。近藤町子氏。寺山心一翁（超越意識研究所、所長）。昇幹夫《のぼりみきお》医師（日本笑い学会、副会長）……そして、しんがりはわたし。受け持ちは「リスク担当」と聞いて、気にいった。〝用心棒〟ならお手のもの。

●全員の「治ったコール」に胸熱くする

『患者学ワールド』の締めくくりは、恒例の「治ったコール」——。〝治ったさん〟の完全治癒の体験報告のあと、〝これからさん〟たちが壇上に上がる。

そして、一人ずつ「玄米菜食と明るい前向きの心で、絶対治ります！」と大声で宣言する。すると壇上埋め尽くすみんなで「〇〇さんは、治る！　治る！　治る！……治ったァ……！」と全員、拳《こぶし》を突き上げ大声で唱和する。むろん本人も大声。腹の底から叫び、拳で天をつく。口に出すことにより自律神経が大きくプラス方向にはたらきはじめる。医学的にもきわめて理にかなっている。むろん、わたしたち理事全員も壇上で大声を張り上げる。安保先生も寺山さんも、近藤さんも……。壇上は笑顔が溢れ、不思議な熱気に満たされる。

安保先生は、感極まって満面に笑みをうかべながら、「これは凄《すご》いことだナ。来年は、みんな〝治ったさん〟になっているかもしれないナ……」。わたしも大きくうなずく。
それほど全員の熱い心が通いあったひとときでした——。

第2章 「ガン・完全治癒の法則」（ビデオ、川竹理論）
――初めて知る真理、そしてわき起こる勇気と希望

＊ これこそ、ガン完全治癒へのバイブルだ！
＊ ガン氷山の一角。下に①生活②食事③心あり
＊ ワイル・安保理論と精神神経免疫学に通じる
＊ まずガン専門医こそ、このビデオで学ぶべき

●無知な医者だらけの全国の病院

「あなたの心がガンを治す……！」

前章で、「ガンの患者学研究所」の奇跡をおつたえした。

「心がガンを治す」。こう聞いて、戸惑うかたも多いと思います。それどころか、大半の医者は鼻でせせら笑うでしょう。かれらは、今も、もはやカビの生えきったまちがいだらけのガン理論にドップリと首まで浸かっているからです。

ほとんどの医者は「ガン細胞は無限増殖して、最後は宿主《しゅくしゅ》の患者まで殺してしまう」……という一五〇年以上も昔の〝ウィルヒョウ学説〟を、いまだ信じている。この理論は根本的に誤っています。かれらは患者がガンと闘う力は、ナチュラル・キラー（ＮＫ）細胞など免疫細胞のはたらきに尽きる……という真理すら知りません。そんな無知蒙昧《むちもうまい》な医師たちに満ち満ちているのが全国の病院の実態なのです。全国トップレベル（？）と言われる東大病院であろうと同じ。そんな病院に行けば、抗ガン剤の猛毒を盛られ、殺人放射線を当てられ、全身を切り刻まれて〝虐殺〟されることは、目に見えています。

一方で二七一人の医者のうち、自らに抗ガン剤投与を断固拒否する医者は二七〇人。かれらは抗ガン剤が、患者を苦悶死させる猛毒であることだけは、とっくに知っているのです。

●全米ベストセラー『自発的治癒』（ワイル博士著）

しかし、世界の医学界に新しい潮流が産まれつつあります。「心が病気を治す」――それは、医学の究極の真理であることに、最先端の医学者たちは気づき始めています。その代表がアンドルー・ワイル博士でしょう。かれが著《あらわ》した『自発的治癒』（邦題『癒《いや》す心、治る力』上野圭一訳、角川文庫）は全米ベストセラーとなり、いまやワイル博士は『タイム誌』が選ぶ「最も影響力を持つ二五人のアメリカ人」の一人に特筆されています。

タイトルで判るように博士は〝ガンの三大療法〟のような「抑圧的」治療法に真っ向から反対してきました。そして、心の癒《いや》しを中心としたさまざまな代替療法に光を当ててきたことで知られます。博士は「放射線療法と（抗ガン剤）化学療法は未熟かつ粗雑な方法であり、いずれは時代遅れになる治療法である」と断じています。

●ガンは数時間で消えてしまうことも……！

一方で自然治癒力について、博士の洞察は鋭い。その代表は患者の免疫力。「……それはときに、大きな腫瘍細胞が数時間、数日のうちに消えてしまうほどの激しさをみせることもある」という。大自然が与えてくれた治癒力のなんというすごさ……！

「ガンのトータルな治癒への最大の希望が免疫反応にある……」（ワイル博士）

博士は、治癒に必要な「五つの知恵」をあげます。

①からだは健康になりたがっている。
②治癒は自然の力である。
③からだの全部分は一つにつながり全体となる。
④心とからだは分離できない。
⑤治療家の信念が患者の治癒力に大きく影響する。

●ワイル理論を実践している川竹文夫氏

ワイル博士の治癒理論を実践している日本人がいます。

それが前章で紹介した、「ガンの患者学研究所」代表の川竹文夫氏です。かれ自身が腎臓ガンを克服した元ガン患者であることは、よく知られています。自身の闘病、そして、ガンの完全治癒した人々の取材を通じて「ガンは治る」という確信を深めました。そのいきさつは『幸せはガンがくれた』（前出）に詳しい。

その確信と、治癒に向けての方法論を、まとめたものがビデオ『ガン・完全治癒の法則』（三巻、発売：人間出版）。

かれは熱をこめて語る。「二〇〇五年、ガン死者は三二万四〇〇〇人。それも毎年一万二〇〇〇人ずつ増大しています。それもまちがったガンの定義が金科玉条《きんかぎょくじょう》のごとく信じられてきたから。正常細胞が突然変異でガン細胞となり、それは宿主が命を落とすまで無限増殖する……

という〝ヴィルヒョウ説〟。この定義が全ての元凶」と言い切る。

●ガン定義はいまだ駕籠《かご》かきの時代

川竹氏は言う。「まちがった医学教育が、全国で行われている。ガン、イーコル死……。医者はガンになったら『治りませんよ』と平然と言う。さらに『再発、転移で治らない』と。これ以外のガンの定義を教わらない。実は、常にNK細胞が体中をパトロールしてガン細胞を殲滅《せんめつ》している。だからウィルヒョウ理論は迷信迷妄《めいしんめいもう》の世界です」。

そして「ガンは、心をふくめた生活習慣病」と断言する。

「しかし、医者はガン患者に対して『生活習慣を改めよ』という指導は一切しない。ガン治療の世界は、いまだ（昔の）駕籠《かご》かきの時代の定義がまかりとおっている暗黒の時代です」

かれは自らもふくめ「ガンを克服した元患者（治ったさん）の体験例を分析し体系化し、新しいガン治療学の創設」を熱意を込めて主張している。

前章で紹介した患者の立場からの「ウェラー学会」発足は、そのための力強い一歩です。

●「ガンが消えた」「治った！」七〇〇例超

すでに、かれの研究所には、完全治癒例が七〇〇例以上もよせられています。

▼I・Kさん（男性）：ぼうこうガンから生還。「検査でまったく異常無し」

五年ほど前に発症。血尿が出てものすごい痛み。原因は仕事上のストレスから。平成一〇年からわずか四年間で家族四人がガンで亡くなっている。つぎは自分か……と覚悟。町の泌尿器科で末期ぼうこうガンと診断。余命一～二年と宣告される。東北大病院に入院すると人工ぼうこうを勧められた。それでも悪性の場合、だんだん皮ふに入っていき、大腸、小腸にも転移して「人工肛門が必要になる」と聞かされた。「それでは生きていけない」と退院を決意。二時間以上の説得を振り切って〝脱出〟。そのとき川竹代表に出会って指導を受けた。初めは「玄米食で治るの？」と半信半疑。早朝五時に起きて山をウォーキングした。半年間は生きた心地がしなかった。七四kgあった体重が四四kgに激減……。しかし、それが六二kgまで回復した。必死にやってきてもう五年。今、検査ではまったく異常なし！

▼N・A子さん（女性）：乳ガンが完治。「明るく以前より元気！」

五年前に乳ガン手術。それからも万一再発したら……とビクビクしながら暮らしてきた。「主治医は『どうぞ好きな物を食べ、好きなように』と言うので自分で代替療法を試して、ここ『ガンの患者学研究所』までやってきました。実は父も胃ガンをやっています。だけど恐ろしくて病院にも行かないまま一〇年も生きたんですよ。お酒の依存症で最後は心不全で亡くなりました。私はガンから治って以前より心身が元気で、明るく前向きです」

▼M・Tさん（男性）：「余命六カ月……」の大腸ガンが消えたと笑顔

平成八年、大腸ガン発症。多量の下血でステージⅣ。「余命六カ月……」と宣告され、全ての人間関係をシャットアウト。ガンはS字結腸から下に腸壁を破っていた。ガンは〝爆発〟して肝臓や肺にまで転移。しかし「抗ガン剤は効かない」と知っていたので拒否。二か月で退院。一年間は倦怠感に悩まされた。サプリメント、玄米菜食で腸環境をよくすることに努め、免疫力をあげた。またガンは三九℃で死ぬ……ということを聞いたので朝晩、半身浴を実行。その時間、なんと一日一一時間……！　こうして約三年でガンは消えてしまった。前にも増して、今はハッピーな人生を送っています。

●世界に比類のない〝ガンを治す！　川竹理論〟

——「ガンの患者学研究所」には、このようなガン完全治癒例の方が、ゴロゴロおられる。かれらは、代表・川竹さんに「ガンは治る」という教え、アドバイスを受けたかたばかり。むろん川竹さんは、医師ではない。にもかかわらず、自らのガン体験と、それを克服完治させた体験、さらに、数多くの完全治癒例の取材、加えて万巻の書を読破した、けた外れの知識量……。これらを総動員した〝ガンを治す——川竹理論〟を確立。その実践アドバイスによって、これらの重症ガン患者さんたちは、自らのガンを克服、完治させたのです。一方には、国立がんセンターの歴代総長ですら、皆、ガンで命を落としている。なんとも皮肉な現実があります。現代医学がガン患者を救えず、むしろ八割も〝虐殺〟しているガン戦争の戦慄《せんりつ》地獄……。

これに対して、医学のアマチュアであるガン患者たちが、自らの体験で「ガンは治る病である」ことを学び、そして実証しているのです。さらに克服方法を体系的に確立して、それを他の患者にアドバイスする。そこから、奇跡の癒《いや》しの輪を広げているのです。

●集大成『ガン・完全治癒の法則』（ビデオ）

その「川竹理論」の集大成『ガン・完全治癒の法則』（ビデオ、三巻）（写真Ａ）。

その内容――。

■第一巻：「よく知れば、ガンは決して恐くない」

「――ガンは治る。進行ガンも、医師から見放された末期ガンも、やはり治る。これが完全治癒の方々を何百人も見てきた私の、揺るがぬ信念です」（川竹氏）

「治る」秘訣は「治療法を正しく選び、暗いイメージを捨て去る」こと。すると「ガンは実に治りやすい病気」であることがわかる。「だから、医者から何と言われようと、慌《あわ》てる必要など何もないのです」（以下、項目）。

①こんなにまちがっているガンの常識
②原因さえ除けば、ガンは治る
③ガンを治す三本柱
④骨折は治る。ガンも治る

写真Ａ　ビデオの表紙

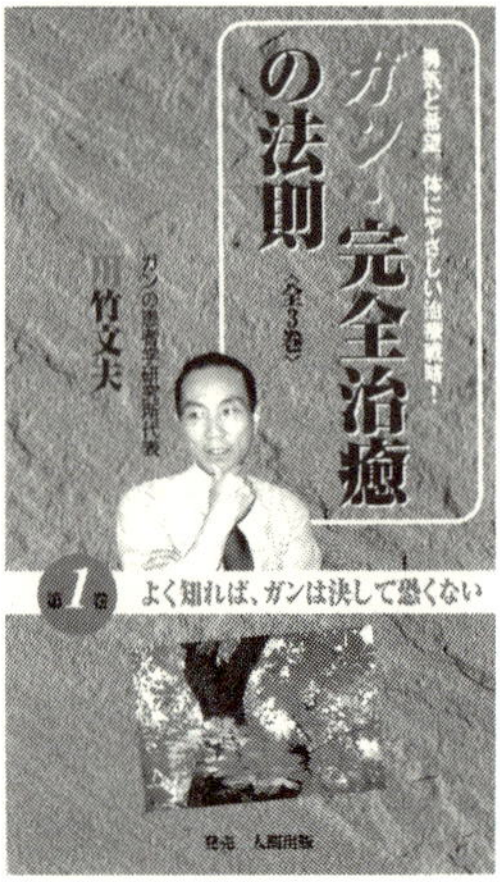

⑤ガンの自然治癒
⑥治す力は、あなたの中に

■第二巻：「このようにして、ガンは治る」

「――ガンは治りやすい病気。それには条件があります。Ａ：ライフスタイルを整え、Ｂ：食事を改善し、Ｃ：心の持ち方を改める」（川竹氏）

つまりガンも一種の生活習慣病。ＡＢＣの改善でガンが治る……世界のガン医療現場でも常識となりつつあります。「この巻では、治す方法を習得し、治る力を養ってください」（川竹氏）。

①再発予防のモデル
②ガンを治すライフスタイル
③ガンを治す豊かな食事
④生命の鎖《くさり》
⑤変わる世界のガン治療
⑥治るからこそ告知

■第三巻：「心の力が、あなたを治す」

「――最新の医学『精神神経免疫学』は、〝心こそ、免疫力を上げ、ガンを治す決定的要素〟

だという。では、心とは一体何なのか。そして、心の持ち方は、どうやれば変えることができるのか？」（川竹氏）

この巻では、ガンを治す「理想的な心の状態を手に入れる」方法を述べています。それは日常生活の中で、いますぐできることばかりです。

①治すスイッチ・オン
②ストレス・コントロール
③家族の応援
④新しい健康観
⑤心の治癒力
⑥以前よりずっと健康
⑦完全治癒三種の神器

●「精神神経免疫学」「安保免疫論」は重なる

……「川竹理論」の骨子は、「ワイル理論」に通じます。

川竹氏は強調します。「知は力なり」。つまり、これらのことを知って、理解したガン患者は助かる。「知らない」で〝ガンの三大療法〟にすがったひとは、八割の確率で〝殺される〟。まさに「知らなかった」ではすまされない地獄が、ガン患者を待ちかまえているのです。

「川竹理論」はシンプルで明解です。「ガンは氷山の一角。水面下には、ガンの原因となった誤った①ライフスタイル、②食事、③心（ストレス）が隠れている。①②③の原因を正さないかぎりガンは治るわけがない」（川竹氏）。

その基本となっているのが世界の最新医学、精神免疫理論であり、東洋に伝わる「心身一如《しんしんいちにょ》」の思想。さらに、「働き過ぎ」「悩み過ぎ」「薬の飲み過ぎ」の〝三過ぎ〟がガンを引き起こすという安保徹教授の理論にも通じます。それらは「交感神経の過緊張をもたらし、ガン細胞を攻撃するリンパ球（ＮＫ細胞など）を減らしてしまう」という免疫理論に見事に合致します。

●四高食＋白米はガンが喜ぶ〝五冠王〟

また過食、肉食、動物食などは、体内に「活性酸素」を発生させ、それがガン発病の引き金となる。それら「活性酸素理論」にも「川竹理論」は合致します。

「高カロリー、高タンパク、高脂肪、高糖分……これら四高食がガンを引き起こします」（川竹氏）

また「カロリーが足りないばあいは、ガン細胞と正常細胞が、とりあいして、必ずガン細胞が負けちゃう」という説明も面白い。「ガン細胞は弱い、もろいものなんです」（川竹氏）。

かれは、この四高食に白米が加わった食事を、ガンが大喜びの〝五冠王〟と命名する。

「玄米は〝生命の鎖〟を満たすフィチン酸などを含む完全栄養食です」。かれの栄養論の説明は完璧といってよい。また「高脂肪食」は「ベタベタして毛細血管を詰まらせ、ガンと闘うNK細胞などリンパ球が先に行けなくしてしまう」もわかりやすい。血行障害は発ガンの大きな原因だ。

●「ガン自然退縮！」治癒へスイッチ・オン

川竹氏自身、腎臓ガンの摘出手術を受け、退院したのち暗い気持ちで日々を送っていた。その間、ガン関連の本を読み進むうちに「ガンには自然退縮ということがある」という一文に出会った。

「なんだ、ガンって、ほっといても治ることがあるんだ！」

思わず口にすると、そばにいた奥さんか「ほっといても治るんなら、ガンも大したことないようね」とニッコリ。それが、川竹氏ガンの治癒へのスイッチ・オンとなった。

「そのとき消えてた電気が、バチッと治癒に向けてオンになった！」「人間の心は面白いもので、悪い方向にスイッチも押せば、いい方向にもスイッチを押す。そのはたらきを解明するのが精神神経免疫学です」（川竹氏）。

図B（次頁上）を川竹氏は、ガン治療の〝まちがいトリオ〟と呼びます。それは①〝三大療法〟（抗ガン剤、放射線、手術）、②イメージ（ガンは不治の病）、③「治った」と思う心（原因はそのまま）。それに④非告知（患者にごまかす）を加えて〝まちがい四天王〟と命名。
これらは、ガン治癒に、まったく逆方向で作用する。

●イメージは体の設計図「心の五面鏡」

図Ｃ（次頁中）は川竹氏が命名した「心の五面鏡」。「これらは自分自身を映す鏡です」。
解説は実に明解――。

Ａ：イメージは体の設計図。「悪い方向に思えば、体は悪い方向で出来上がります」と川竹氏。まさに精神神経免疫学の神髄。「歴代の国立がんセンター総長は、すべてガンで亡くなっています。ガン戦争の最前線で闘ってきたかれらは、ガンで亡くなった人々をあまりに多く見過ぎてきた。だからガンを〝死刑宣告〟とのイメージで受け止めた。つまり、ガンとの競争で絶望感からスタート。希望を持って闘うのとは、大変な差です」。

Ｂ：ストレスも解釈次第でしのげます。

Ｃ：性格も無理して〝いいひと〟にならなければいい。生真面目、頑張りすぎ、完璧主義……が、ガンになりやすい。チャランポランでいい。

Ｄ：落ち込みも免疫力を下げる。「『明るくしろ』と言われても……」「ともかく、その心理状態から離れなさい。僕は障子を張り替えました。楽しいこと、心地好いことに目を向ける」。

Ｅ：希望に輝いても何度か落ち込む。治ったひとは、その都度〝希望〟を拾い集める。する

図B　ガン治療“まちがいトリオ”と“まちがい四天王”

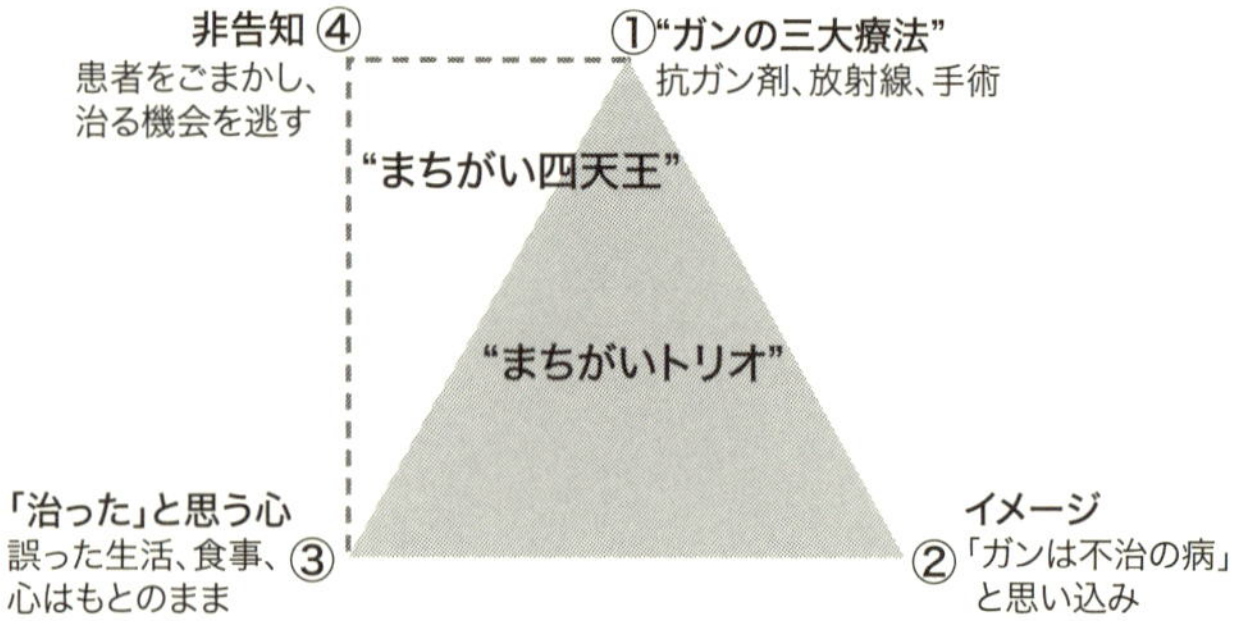

図C　ガン患者「心の五面鏡」“心”があなたを救う

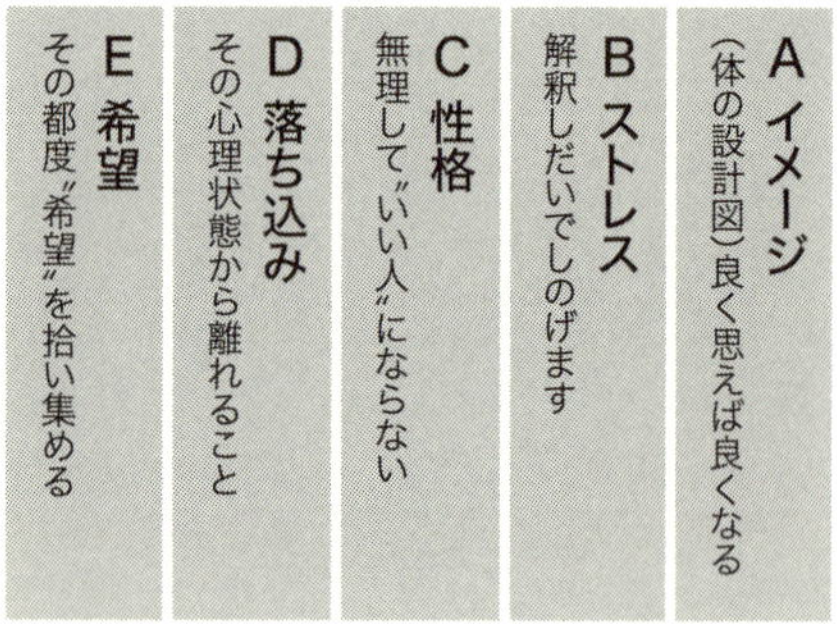

A イメージ (体の設計図) 良く思えば良くなる	B ストレス 解釈しだいでしのげます	C 性格 無理して"いい人"にならない	D 落ち込み その心理状態から離れること	E 希望 その都度"希望"を拾い集める

図D　ガン「勝利者度」チェック：四段階ピラミッド

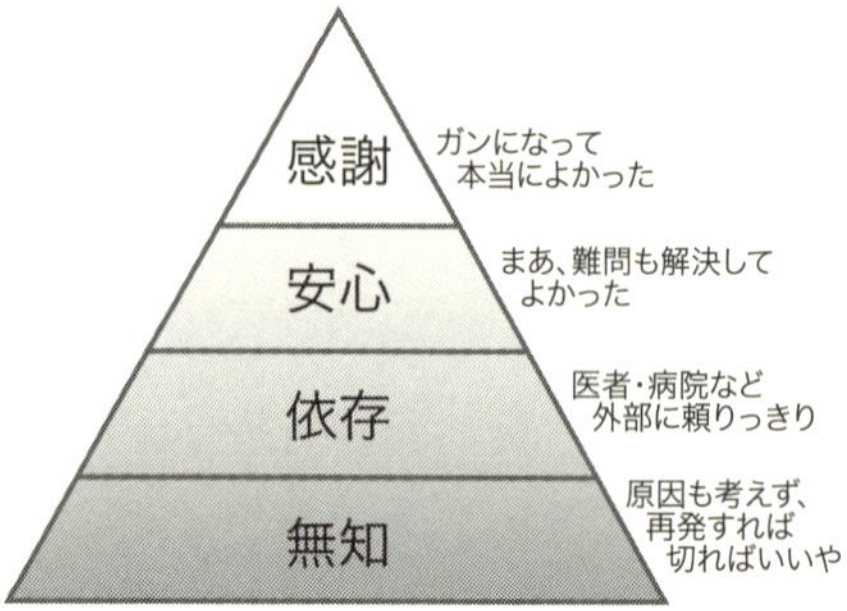

と落ち込む回数が減ってくる。クセが付く。

「ガンになりやすい性格――いまさら変えようがない？　僕はガンになりやすい〝反応パターン〟だと思えばいい。それを変える練習をすればいい」（川竹氏）

図Dは、「ガン勝利者度チェック」ピラミッド。ガンが〝治った〟ひとにも四段階レベルがある。

下から、**無知**（原因も考えず、再発すれば切ればいいや）、**依存**（医者など外部に頼りきり）、**安心**（まあ難問も解決して克服できた）、**感謝**（ガンになって本当によかった！）……。

感謝の状態を「ガンとはありがたい」と汲めどつきない宝の泉のように考える。これを「ウェラー・ザン・ウェル（weller than well）」とかれは名づけています。

●「信念」「知識」「行動」…〝三種の神器〟

図E（次頁）は、「ガン完全治癒」のための〝三種の神器〟。

「絶対に治る、治す」という「信念」を支点。「知識」というテコ。そこに正しい「行動」を素早く起こす。

「どんな末期ガンでも、医者から余命三カ月と言われていても、治ったひとはいます。そういうひとは、必ず治ります。知識もあって、信念もあっても、言い訳してなかなかやらないひと。『玄米は固い』とか『漢方薬は苦い』とか……。なんとか自分で怠けを正当化する。言い

■ガン完全治癒のための“三種の神器”

図E

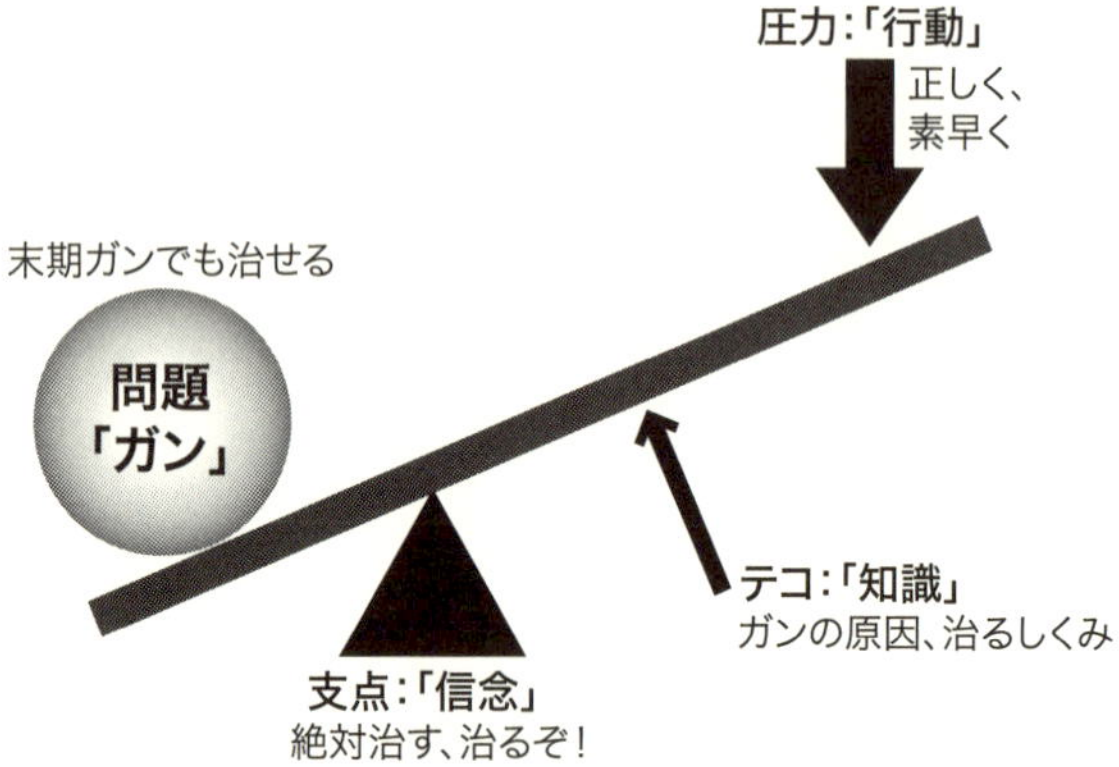

訳する。まっしぐらに、治るんだから！　治るどころか、みんな、来ている。ウェラー・ザン・ウェルの状態にす！」

かれは力強くうなずく。まさに、その通り。わたしが代替療法のトップに、この『ガン・完全治癒の法則』（三巻）を取り上げた理由も、ここにあります。

世界のガン専門医で、この「川竹理論」に真っ向から反論できる学者は、一人もいないでしょう。その意味で、これら三巻ビデオは、まさに比肩するもの無きガン完全治癒に向けてのバイブルと言ってよいと思います。

あなた自身、そして身近でガンに悩む方がいたら、まっさきに、このビデオを勧めて欲しい。「知る」こと、そして「実践」することが「生きる」ことにつながるのです。

■ガンの患者学研究所・人間出版(〒227―0033 横浜市青葉区鴨志田町五六九―一―一七―一〇五 ☎:045―962―7466 Fax:045―962―2116)

第3章　「笑いの療法」：「さあ！　笑おう」最大の妙法

——笑えばガンを攻撃するＮＫ細胞が六倍も増える

＊　最新「精神免疫学」が証明〝笑いの効用〟
＊　「快感」でリンパ球が増えガンは消滅する
＊　「心（イメージ）」は「体の設計図」だ
＊　「笑い」が自然治癒力を大きく活性化する
＊　「快」状態とは「笑っている」時である
＊　全国の病院よ！「笑い外来」開設を望む

●「笑いの医学」パイオニアたち

「笑い」が、ガンと闘うNK細胞を増やす——。

これは、いまでは医者よりガン患者の方が、よく知っています。

わたしも『笑いの免疫学』(花伝社)で詳しく書いています。さらに内外の先達《せんだつ》の多くの医師たちが「笑いの医療」を深く、深く研究しておられる。死を宣告された自らの重病を笑いで克服したノーマン・カズンズ、笑いの医療の先駆者パッチ・アダムス。そして、果敢に「笑い」を臨床的に追究する多くの医師たち……。

かれらこそ、まさに近未来医療のパイオニアたちです。

笑えば、NK細胞が最大六倍強も急増する——というこの驚嘆事実を解明したのは、すばるクリニック、伊丹仁朗医師。吉本興業の「なんば花月」劇場に一九人のガン患者を連れていき、三時間ゲラゲラ笑ったのちに患者さんたちの血液中のNK細胞の増減を測定した(グラフA)。

その大胆不敵な笑いの公開実験は、国際的に高く評価されるべきです。

また、漫才の人気コンビ「B&B」の、しゃべくりを聞かせて聴衆を爆笑させ、その遺伝子変化を測定し、笑いで遺伝子スイッチがオンになることを世界で初めて立証した筑波大学名誉教授、村上和雄博士の研究も特筆されるべき。

博士は笑いで二三個の遺伝子のスイッチがオンになることを立証。その研究業績は「ノーベル医学賞に匹敵する」と称賛の声も。もしかしたら「笑いと遺伝子」の世界初の研究がノーベ

グラフA　吉本喜劇は最高の妙薬…抗ガン剤より「お笑い」を！

■NK（ナチュラル・キラー）細胞の活性化

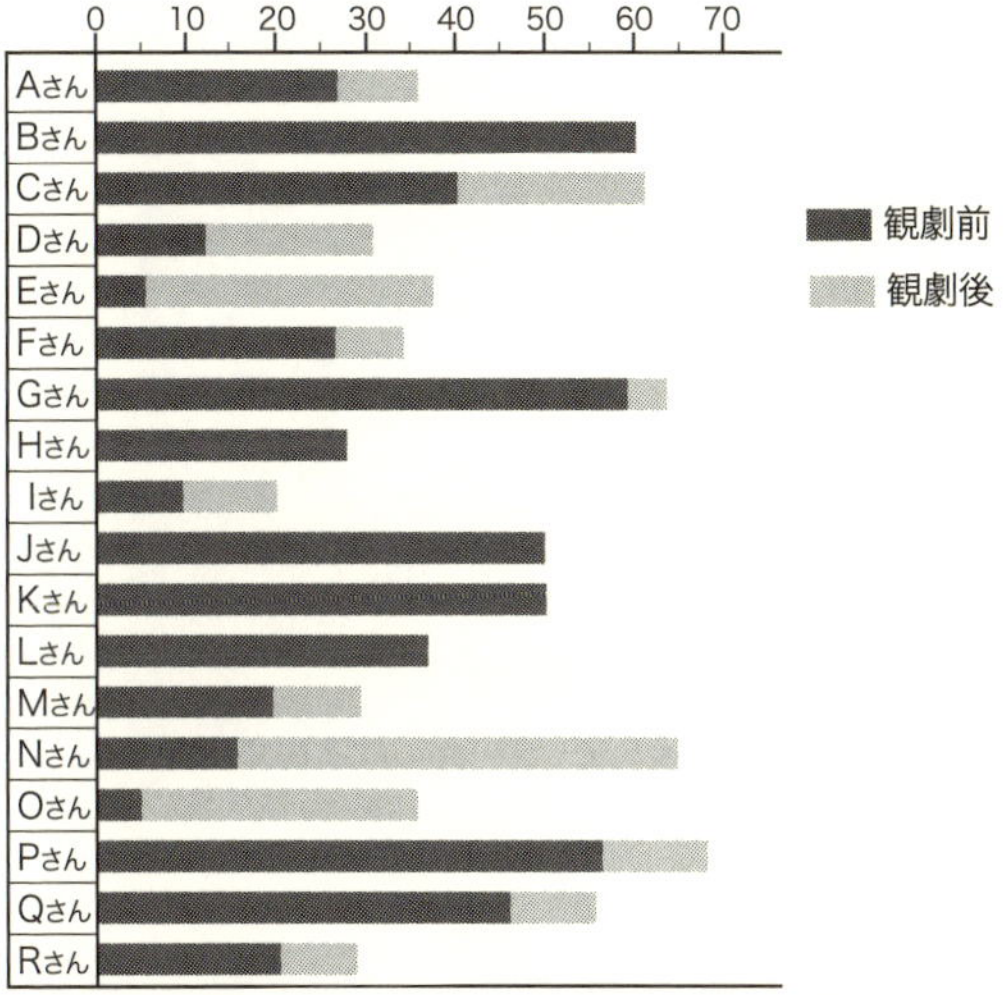

伊丹仁朗医師によるガン患者19人を「なんばグランド花月」で漫才を観劇させたときの実験（毎日放送・「怪傑ドクターランド」1992年6月29日より作成）

出典：『「笑い（スマイル・パワー）」で奇跡がつぎつぎ起こる』（藤本憲幸著、文化創作出版）

ル賞を受賞するかもしれません。

●秘められた数々の効用と奇跡

『笑いの免疫学』で詳述したように、笑いはガンを治すだけではない。

笑ったアトピー患者は、九割が治るのに、笑わない患者は一割しか治らない。これは、アトピー疾患も、笑いがおおいに関係していることを証明するものです。

さらにリウマチ患者もしかり。特効薬といわれる高価な医薬品より、笑ったほうが、目覚ましい効果をあげているのも皮肉です。

おどろくべきは糖尿病への笑いの効用でしょう。村上博士の実験では、一日目は被験者に退屈な講義を聞かせ、二日目には漫才を聴かせた。すると食後、約二〇分間笑っただけで血糖値の上昇が約四割も抑えられた！（グラフB）。この結果も、海外で驚きと称賛をもって迎えられています。「笑う」ほうが、血糖値抑制ホルモンのインシュリンより効果をあげている。なら、インシュリン注射より、まず糖尿病治療の第一歩は、患者さんを、おおいに笑わせることではないですか！

面白いのは笑うと脳への血流が増えること。よって記憶力も笑うとアップする……ということも実験で証明されています。受験生は、試験の前に緊張しっぱなしではダメ。仲間とおおいに談笑して、のぞむほうが二割は成績アップしそうだ。中性脂肪値も、ふだんの約四倍笑ったあとでは二八％減少したという報告も。また、笑ったグループは、笑わないグループよりストレス物質コルチゾール平均値が三割も多く減っています（グラフC）。緊張、不安、怒りなどで増える心拍数も笑うたびに軽減する（グラフD）。笑うと脳波にα波（平安）、β波（活性）が増えることも観察されています。以上のように、「笑い」がストレス解消し、脳・筋肉・呼吸を活性化させることは、科学的に立証されているのです。

●ホメオスタシスこそ治癒の本質

このように「笑い」は人体のあらゆる生理機能をプラス方向にはたらかせる。生体には、常に理想の正常状態を保とうとするはたらきがあります。

これをホメオスタシス（恒常性維持機能）と呼びます。

■漫才鑑賞で笑ったことにより血糖値の上昇が抑制された実験データ

グラフB　漫才の爆笑は食後の血糖値上昇を四割近くも抑えた・・・！

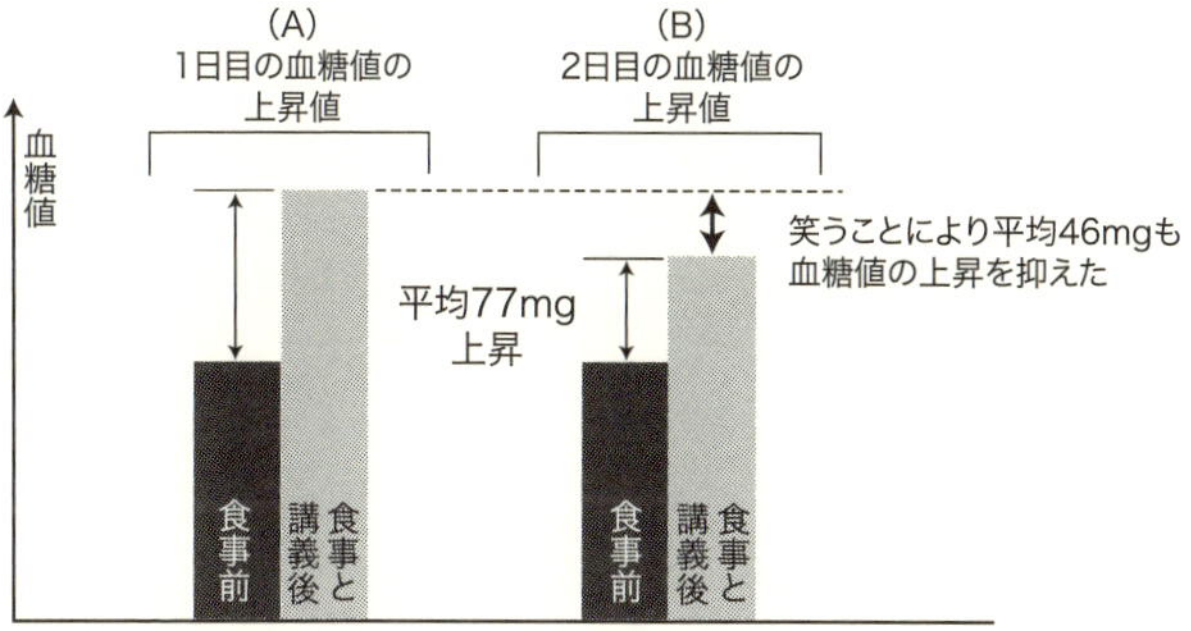

出典：「笑う！遺伝子――笑って、健康遺伝子スイッチON！」（村上和雄著、一二三書房）

■ストレス物質コルチゾールの平均減少率

グラフC　「笑った」グループはストレス物質が3割も減っていた

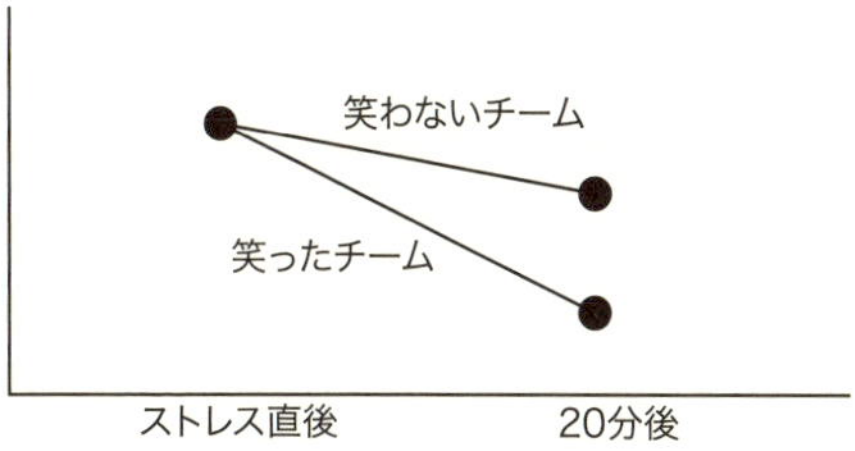

出典：『あるある大辞典 II』

グラフD　笑うだけで緊張・不安から解放、心拍数も急速に落ち着く

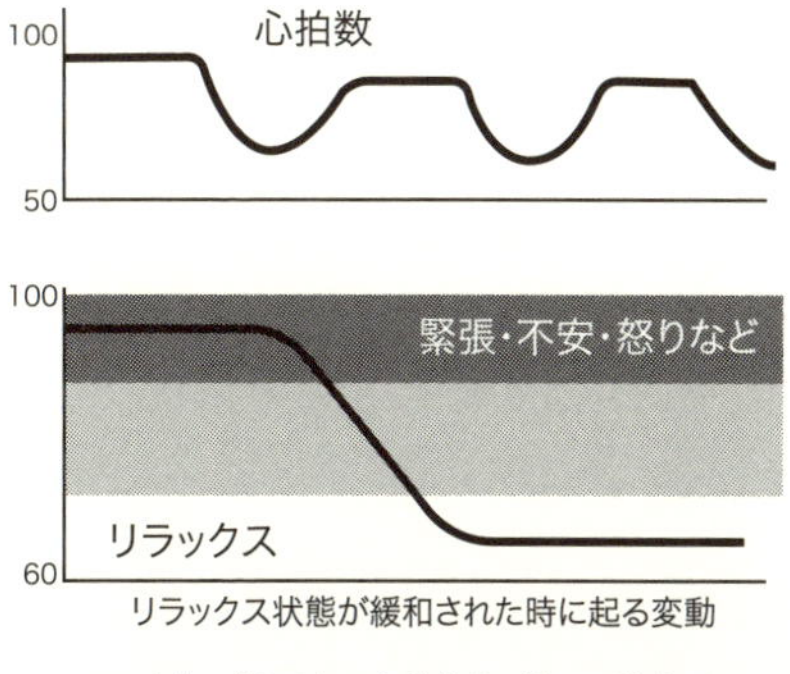

出典：『あるある大辞典 II、笑いの健康パワー』（2005年8月14日フジTV）

〝ホメオ〟は「同一」の意。〝スタシス〟は「状態」の意味。アメリカの生理学者ウォルター・B・キャノン（一八七一〜一九四五）が命名。それは「生物体の体内諸器官が、外部環境の変化や、主体内条件の変化に応じて、体内環境をある一定範囲に保っている状態、および機能」と解説されます。とくに「哺乳類では、自律神経と内分泌線（ホルモン系）が主体となって行われる。その後、精神内部のバランスについてもいうようになった」（『広辞苑』要約）。

専門用語は、どうしても固苦しくなる。はやくいえば、人間だけでなく、あらゆる生きものは自然に、もっとも理想状態へ戻ろう……とする機能を備えている。

つまり、ホメオスタシスこそ治癒——病気が治ること——の本質なのです。

●「病気こそ健康の証し」（沖正弘導師）

二〇代半ばで学んだ世界的なヨガ導師、沖正弘《おきまさひろ》先生の言葉が思い出されてならない。先生は、三島ヨガ道場で、医者から見放され、全国から救いを求めて来た患者さんたちに、こう言い放った。

「よく来たな。病人どもッ」。これには、わたしも驚いた。続いて発した大音声《だいおんじょう》は「おめでとうッ！」。さらに、こう続けた。「いいか！　病気というのは、体が元の状態に戻ろうとしている現れだ。だから、お前たちは健康なのだ。本当に不健康なヤツらは、病気になろうとしてもなれないヤツらだ」。

「ナルホド！」感得しました。

先生は続ける。「本当の健康とは、すぐ具合が悪くなって、すぐ戻る……この状態をいう」。これも、よく理解できた。つまりは生体感度すなわち感受性の問題。有害なものへのセンサーが鋭いほど、すぐに反応して、すぐに元にもどる。

「何をどれだけ食っても平気」など自慢する大食漢がいるが、それは沖先生のいう「病気になろうとしてもなれないヤツら」のこと。生体の感受性が麻痺《まひ》しているのだから、大腸ガンなどの大病に蝕《むしば》まれていても気がつかない。気づいたときは後の祭りです。

「自然治癒力」を黙殺する現代医学

つまり沖先生は——病気こそホメオスタシスに向う自然治癒力の現れ——と、教えられたのです。これこそ人体に備わった自然に治る力そのもの！　ところが『広辞苑』をひもといても「自然治癒力」の項目がない。「治癒」についても項目なし。

百科辞典も同じ。あきれ果てたことに二六七〇頁もの大部『医学大辞典』（南山堂）にも「自然治癒力」という単語は見当たりません。「治癒」についての解説すらない。ここで、ハタと得心がいきました。

これは近代医学が「自然治癒力」の存在すら黙殺、否定していることの物証でもある。

〝かれら〟にとって「自然治癒力」など存在してもらっては、困るのです。だから医学知識の原典である『医学大辞典』からも抹殺する。

わたしは現代の大学医学教育で、自然治癒力について、一時間も教えないことに驚愕《きょうがく》。そのことを高名な医学博士に質問したところ「患者が、ほっておいても治る……なんてことを教えたら、医者も薬屋も、おマンマの食い上げだよ」と呵々大笑《かかたいしょう》された。わたしはただ苦笑いで応じるしかない。

●ガン戦争犠牲者は太平洋戦争の四倍

「自然治癒力」を学ばない医学は「ホメオスタシス」を学ばない医学です。

それは「生命の真実」を学ばない医学であり……おハナシになりません。

東大医学部教授であろうと、生命の認識はそのレベル。そう言わざるを得ません。

あなたは、こうした医者に命をあずける気になるでしょうか?「とんでもない!」と首をふるはず。しかし、現実はこうしたお医者様たちにすべてを投げ出し、命をあずけているのです。そして、猛毒抗ガン剤を盛られ、有害放射線を当てられ、不要手術で切り刻まれる。そうして衰弱しきって、やせ細り、息を引き取るのです。まな板の上のコイを笑えません。

こうして毎年約二六万人のガン患者が〝虐殺〟され、戦後六〇年で約一五〇〇万人もの屍《かばね》の山が築かれました。ガン戦争の犠牲者数は、太平洋戦争の約五倍に達するでしょう。これが戦後〝ガン戦争〟の戦慄の現実なのです。

近代医学は、なぜ「自然治癒力」を学ばせないのでしょうか？

理由は、ただ一つ——。〝かれら〟は「ガンが、ひとりでに治ってもらっては困る」のです。

それは医者（ガン専門医）とクスリ屋（抗ガン剤屋）の、おマンマの食い上げを意味します。

だから「自然治癒力」など、あたかも患者の体内に存在しない……かのようにふるまう。

しかし、その姿は滑稽です。「ある」ものを「ない」と言い続ければ、それは道化かピエロでしかない。だから、通常療法の〝ガンの三大療法〟に固執する医師たちの言動も姿も、愚かしく、どこか哀しい。

しかし、かれらは「自然治癒力」を踏まえた新しい医学へと旅立とうとはしない。その掌《しょう》中《ちゅう》には、約一五兆円もの目のくらむガン利権がある。それに、かれらは目を閉じて必死でしがみつくのみです。

●世界医学の潮流「精神神経免疫学」

しかし、世界医学の潮流は、急激な変化を見せ始めています。

前章で紹介したアンドルー・ワイル博士の『自発的治癒（スポンテニアス・ヒーリング）』（邦題『癒す心、治す力』）が、全米でベストセラーとなったことなど、その典型。「生物はみな〝治癒〟能力を持つ」と博士。これら新しい医学の中心的概念は、精神神経免疫学です（略称、「精神免疫学」）。

これは「精神」（心）が「神経」を通じて「免疫」（自然治癒力）に影響を及ぼす——という学問です。「あらゆる病気は心身相関病である」（ワイル博士）これは古来より東洋で伝わる「心身一如」の思想を、西洋医学が受け入れたことの証しです。「笑いの医療」の創始者ともいえるノーマン・カズンズがカリフォルニア大学ロサンゼルス校（ＵＣＬＡ）医学部で開設、着手した新しい学問こそ、この精神免疫学でした。さらに村上和雄博士は、「精神」（心）の変化……すなわち「笑い」が、遺伝子を変化させることを解明。ここで精神免疫学は、さらに大きな飛躍を見ることになります。

●「心（イメージ）」は「体の設計図」

つまり、「心」の変化の方向に遺伝子が変わる……ことが解明された。

つまり、「心（イメージ）」は「体の設計図」である。その真実が、実験レベルでも立証され始めたのです。経営学の神様ともいわれるナポレオン・ヒルの「成功法則」に「イメージは実現する」という有名な教えがあります。それは、これまで観念論的にとらえられてきました。しかし、村上博士の実験で、それは「心」が「遺伝子」を変える生物論的な真理であることが、わかってきました。だから、ポジティブ（前向き）な「心（イメージ）」を持てば、遺伝子も、イメージどおりポジティブに変化（スイッチ・オン）し、体は「設計図」どおりに変化していく。逆にネガティブ・イメージを持てば、遺伝子はマイナス方向にスイッチが押されていく。

心（イメージ）の持ちようで、結果は一八〇度、異なるのです。

●ダメ女の〝三D〟と由美かおるさん

わたしは『笑いの免疫学』（前出）で、女優の由美かおるさんの例をひきました。わたしと同じ年の五八歳ながらデビュー当時の一五歳のプロポーション。その奇跡の若さ、美貌にはだれしも驚嘆します。それは「若い」「綺麗《きれい》」という女優ゆえの「心（イメージ）」が常に遺伝子をプラスにオンしているのは、まちがいありません。

逆に、わたしがよく言う〝ダメ女の三D〟では、逆バージョンがはたらきます。「〝だって〟デブだもん」「〝でも〟ブスだから」「〝どうせ〟オバァちゃんですよッ」とむくれる。すると〝デブ〟〝ブス〟〝ババ〟の方向に遺伝子は正直に、どんどんスイッチ・オンしていく。一方はプラス、もう一方はマイナス……一八〇度、逆方向に遺伝子が変化していくから、由美さんと並んだら、同じ五八歳とは到底思えぬツーショットとあいなる。

まさかと思うなかれ。村上博士によれば人間の遺伝子は三％しか、はたらいていない。残りの九七％にはたらきかける要素の一つが、まさに「心（イメージ）」なのです。

由美さんだけではありません。吉永小百合さん、森光子さん……などなど。いくつになっても衰えない女優さんの若さ、美しさは、奇跡としか思えない。しかし、常にひとの目線を意識して自らの美貌と若さを〝意識〟しているひとと、投げやりであきらめたひとでは、遺伝子のはたらきに大差が現れるのも当然といえます。

●「快適」になれば病気はガンも治る

さて、笑いによるガン代替療法について、基礎理論が長くなってしまいました。

しかし、病気の本質を知れば、「笑い療法」の効能を知ることも簡単です。「病気」とは「気」が「病む」と書きます。東洋の叡智《えいち》には感服するほかはありません。英語は〝Disease（デジィーズ）〟。これは〝Dis（～でない）〟＋〝Ease（平安）〟の意。漢字と英語が同じことを指しています。逆にいえば「心が平安」であれば、もはや「病気」ではありません。ガンも同じことがいえます。

安保徹教授（前出）はガンの原因を「悩み過ぎ」「働き過ぎ」「（薬の）飲み過ぎ」と明解に言う。二つの自律神経のうち緊張型の交感神経優位となりガンと闘うリンパ球（ＮＫ細胞など）が減り、炎症などを引き起こす顆粒球《かりゅうきゅう》が増える……という免疫理論は明解です。この交感神経の過緊張はストレス状態でおこる。つまり……ストレス↓（不快ホルモン）アドレナリン分泌↓不快感情↓交感神経緊張↓顆粒球増加↓リンパ球減少↓ガン増殖……という経路をたどります。

ところが、逆に……「笑い」↓（快感ホルモン）エンドルフィン分泌↓快感感情↓副交感神経優位↓顆粒球減少↓リンパ球増加↓ガン減少……となります。

わたしが安保先生に「ガンと共存しても快適に過ごせばいいんですよね？」と質問したら、先生は「快適に過ごすとガンは消えちゃうんだよ」と笑顔でアッサリおっしゃいました。

●「快適」状態は「笑っている」とき

「心（イメージ）」が、もっとも「快適」な状態とは、まさに「笑っている」ときです。「笑い」のとき人体は「気」の「病い」から解放されています。〝Disease〟状態から〝Ease（快適）〟状態となっています。英語のきまり文句で〝テイク・イット・イージー〟という言葉があります。まさに「気楽にね！」という呼びかけ。

だから、ガン治療のベスト・チョイスは「笑う」こと――という結論にいたります。

あまりに単純で、呆気にとられる。そんなひとも多いでしょう。懐疑心を抱くひともいるかもしれません。

「笑っただけでガンが治るなんて……信じられない」と、首をふります。

しかし、笑うことでほとんどのガン患者のＮＫ細胞が急増した伊丹医師の実験証明を想起してください。他の追試による実験でも同じ結果が出ているのです。

笑いが、ガンを攻撃するＮＫ細胞を劇的に増大させる事実は、もはやまちがいありません。

●ガンの心理療法サイコオンコロジー

さて、ここで問題が一つ生じます。

ガンになりやすい性格タイプをあげると①生真面目、②ガンコ、③完璧主義、④責任感が強い、そして⑤笑わない……。さらに付け足すなら⑥後向き、⑦陰気、⑧引きこもる……などなど。第1章で紹介した、アイゼンク教授の研究は衝撃的です。「自律性のない」「後向き」性格のひとは「自律性があり」「前向き」のひとより七七倍もガンで死んでいた!

ガンは心の病——といわれるゆえんです。しかし、心理療法で性格を変えて「自律性の高い」タイプに変えることで四六%だったガン死亡率が四%に抑制された」(アイゼンク教授)。つまり「心をケアする」ことで、ガン発生を一〇分の一以下に予防したり、癒《いや》すことは、可能なのです。これが、最新ガン治療として、もっとも注目を集めている「ガン心理療法」(サイコオンコロジー)です。その基本理論に精神免疫学があることはいうまでもありません。「笑い」は心を癒《いや》す。癒《いや》された心はガンを治す。よって、「笑いの療法」こそサイコオンコロジーの王道なのです。

●笑いグセ付ければ治療効果は絶大

ところがガンになるひとは、「笑わないひと」「笑えないひと」が多い。

ふだんからゲラゲラ笑ってストレスをためないひとは、ガンにはなりにくい。このようにガン患者も、日頃、笑いグセを付ければ、ガン治療効果は絶大となります。

だから、そのノウハウを伝授しましょう。

①談笑：これは友人、家族などとの語らいと笑い。ガンになりやすいひとは、ひきこもってひとづきあいが苦手なひとが多い。とにかく友人、知人の談笑の輪に入りましょう。話上手、ジョークのうまいひとのそばにいると、次第に笑いが弾けるようになります。これは、ミラー・ニューロン現象と呼ばれます。いわゆる、もらい笑い。だから陰気なひとより、陽気なひとつきあおう。

②落語：通信販売で、さまざまな名人のCD、DVDが売られています。おすすめは滑稽噺《ばなし》。古今亭志ん生などは理屈抜きで笑えます。三遊亭圓生の話芸は絶品。滑稽噺から芝居噺まで見事。柳家小さんも渋味があって面白い。ぎゃくに文楽、彦六、志ん朝などは、きまじめで少し疲れる。大爆笑を誘うのは桂三枝。その現代落語は、理屈ぬきに面白い。また最近の若手は、おどろくほど達者な芸を聴かせる。贔屓《ひいき》で、追っかけるのも良い道楽です。

③映画：『男はつらいよ』に代表される喜劇が笑いを誘い楽しめる。昔の東宝『社長漫遊記』などの喜劇映画は、森繁久弥以下、芸達者でリクツ抜きに愉快痛快。洋画ならチャップリン。また、ストーン・フェイスと呼ばれたバスター・キートンも無表情のドタバタが、はまると抱腹絶倒となる。

④作り笑い：「そんなに簡単に笑えるかいッ!」と怒るなかれ。作り笑顔でも効果はある、

と伊丹医師は実験で証明。三時間、作り笑顔でいたら、やはりＮＫ細胞の向上が見られました。

まあ、だれでも自分の作り笑いを鏡でみたら、吹き出してしまうでしょう。

⑤くすぐり笑い：「どうしても笑えない」なら、「くすぐりなさい」――と専門書に、まじめに書いてあります。ワキの下を他人に触られると、だれでも笑ってしまいます。一〇〇％笑うには、くすぐりが一番。「恋人同志なら、それが愛の行為に移行していく」というから、なかなかロマンティックな解説である。

⑥笑み筋体操：筑波大学、林啓子助教授が指導。顔の頬《ほほ》を両手でつまんだり、グニュグニュやったり、これは顔の笑う筋肉を刺激して、破顔一笑と同じ効果を得ることができます。ご面《めん》相《そう》が滑稽なので、爆笑効果もあり。

⑦笑い体操：これは、ワッハハハ……と体中を動かして、行う体操。狂言のように腹の底から声を出し、動作を大きく、楽しくやる。ヨガでも「笑いの行法」があり、それに通じます。ガン患者よ、「笑い」体操教室へ通おう（全身スマイル体操。ヒューマンヘルス研究会など）。

⑧お笑い看護師：これは患者さんを笑わせ、和《なご》ませることを目的とします。欧米ではクリニック・クラウン（病院道化師）が専門職として、「笑いの療法」を病院でじっさいに行っています。映画『パッチ・アダムス』の感動シーンが世界中で現実のものとなっています。

⑨「笑い外来」：わたしは、日本中の病院で「笑い外来」を開設して欲しい――と切に願う。確実なのは〝くすぐり療法〟。病院の治療室から、きゃははは……と、朗《ほが》らかな笑い声が漏《も》れ

てきます。そんな、ハッピーな光景を夢見ています。

第4章 「温熱療法」：お風呂だ！温泉だ！温まろう！

——ポカポカ……からだを温めればガンも治る

* 〝冷え〟の血行不良で〝汚血〟に
* ガンは血液の汚れの〝浄化装置〟
* 低体温三五℃でガンは最増殖する
* 三九・六℃以上でガン細胞は全滅
* ガン「温熱療法」ハイパーサーミア
* 加温で増える効用たんぱくＨＳＰ

●「笑う」「食養」「体を温める」

「ガンを治すには、三つの方法があるんだネ……」

『免疫革命』などの名著で知られる安保教授は、ほほ笑む。

「それは、『笑うこと』『食事を改める』そして『体を温める』こと」。安保先生は、自らの〝実験〟結果を教えてくださった。

「家内がいないとき、やってみたんだ。四二℃くらいのお風呂に入って、舌の下に体温計を入れて計ってみたら驚いた。三九℃を超えるんだネ」

わたしも驚きました。ちょっと熱めのお風呂に入るだけで、これだけ体温が上がるとは……！　ガン細胞は熱に弱い。これはもう常識。だから体温を上げると、ガンは反比例して弱っていく。

ガンだけではない。あらゆる病気が、からだを温めることで快方に向います。

『「体を温める」と病気は必ず治る』（三笠書房）。これは石原結實《ゆうみ》医師（イシハラクリニック院長）の五〇万部を超えるベストセラー。まさに「からだを温めることは、最善の内臓強化法」なのです。さらに石原医師は断言する。「クスリはいっさい使わない！」。この姿勢はおおいに気に入りました。

安保先生も「薬をやめれば病気は治る」と明言。ガンの原因の一つも「薬の飲み過ぎ」だ。石原医師も「薬（化学薬品）の飲み過ぎが体を冷やす」と警告。その典型が「解熱剤」という。

図A　石原式「冷・痛・水」の三角関係図

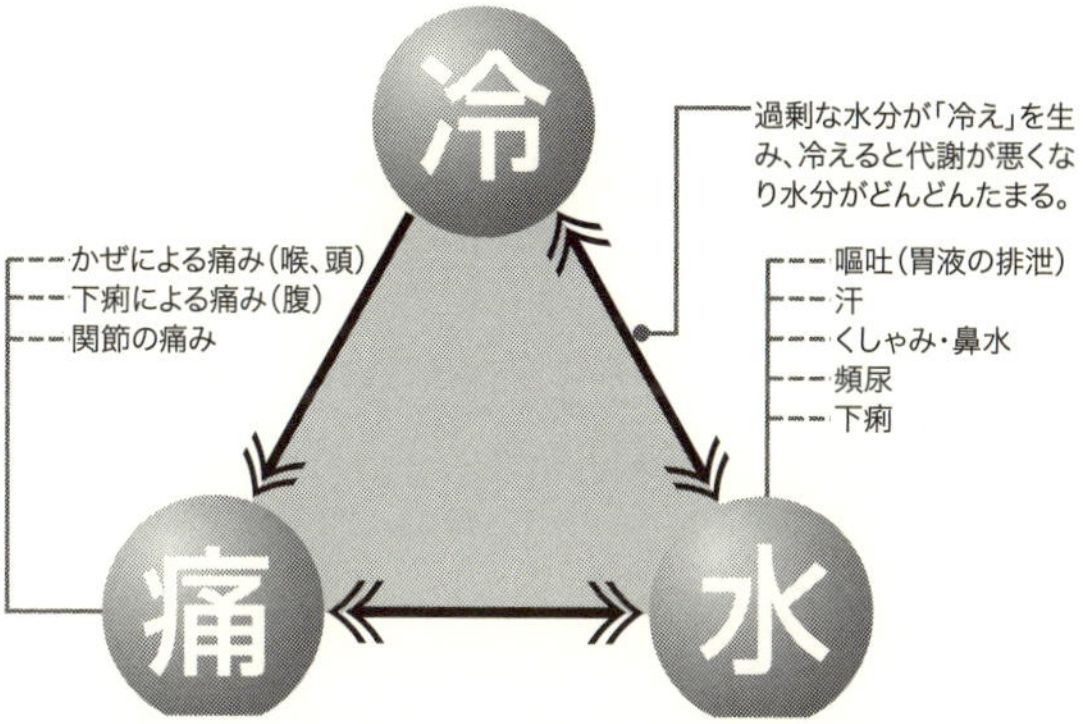

出典：『薬はイラナイ！　体を温め病気を治す』（石原結實著、新星出版社）

文字通り熱を冷まし、体を冷やす。人間の体は自らを温め、病気を治そうとしているのに、それを化学薬剤の生理毒性作用で〝冷まして〟病気が治るはずもありません。

● 〝冷え〟（血行不良）は万病のもと

石原医師にはズバリ『薬はイラナイ！　体を温め、病気を治す――症状別35の処方箋』（新星出版社）という快著もあります。

図Aは石原式「冷・痛・水」の三角関係図。

つまり過剰な水分が〝冷え〟を産み、〝冷え〟が痛みを生む。さらに〝冷え〟が血液を汚す。「病気は『冷たいところ』（血行不良）に起こる！」。そしてたたみかける。「『内臓が喜ぶこと』をなぜしないのか！」。石原式〝療法〟は、みんなからだを温める工夫だ。それは「プチ断食」「温めメニュー」「塩・生姜《しょうが》入浴」「簡単その場運動」……などなど。

お金もかからず、どれも、だれでも一人でできることばかり。「早いひとは一週間で効果が現れます！」。

石原医師は、問いかけます。

「――あなたは、こんなことをやっていませんか？　▼ペットボトルの飲み物をよくのむ。▼ご飯よりパン食が好き。▼朝、食欲がないときでも、朝食は食べるようにしている。▼風呂は、冬場以外はシャワーですませることが多い。……これらの行為はいますぐやめないといけない。なぜなら、知らず知らずのうちに、あなたの体から『熱』を奪っているからだ」。その理由は「人間の体は三六・五～三七℃の体温で最もよくはたらくようにできているから」。「ところが、最近は、三六℃前半、中には三五℃台というひとまでいる。こんな状態になりながら、先にあげた行為を続けていては、むざむざ不健康体になるようしむけているとしか思えない」

（『「体を温める」と病気は必ず治る』より）。

石原説によれば、もっとも人間が体温が高い時期は〝赤ちゃん〟のとき。年をとって老化を重ねると白髪、白内障などというように〝白ちゃん〟となっていく。これらは、皆、〝冷え〟からくる老化現象。「あらゆる病気は、この体温低下によって引き起こされる」と実に明解。

●ガンも体温低下が原因で起きる

石原医師によれば「ガンができる」ことも「体温低下」が大きな原因となっている。体温低下を引き起こすのは――「過食」「ストレス」「運動不足」など。しかし体温を上げることは、難しいことではない。「ちょっとした毎日の習慣でできる」。たとえば、生姜《しょうが》紅茶。これは熱い紅茶に、すりおろし生姜を入れたもの。生姜は漢方でも、からだを温める著効があることが古来より知られています。

体温三五℃は、ガン細胞がもっとも増殖する温度という。「ガンも〝冷え〟を原因とする」病気なのです。「頭のテッペンから足の爪先まで、ガンは発生しうるが『心臓ガン』と『脾臓《ひぞう》ガン』とはいうのは聞いたことがない」（石原医師）。その理由は「心臓は四六時中休みなくはたらき、発熱量が多い」。脾臓も「赤血球の貯蔵をしており温度が高い」。よって〝冷え〟の病気であるガンにはならない。

●三九・六℃以上でガン細胞は全滅

石原医師は、〝冷え〟とガンとの関連エピソードを紹介しており、興味深い。

▼バセドウ氏病は、発汗、発熱など新陳代謝がよくなりすぎて起こる病気。ところが、この病気の患者の発ガン率は一般の一〇〇〇分の一以下と極めて低い。

▼イタリアのある沼の周辺住民は、そこにすむ蚊に刺されてしょっちゅうマラリアにかかって高熱を出していた。イタリア政府は、この沼を埋め立てた。その結果、マラリア感染するひとはいなくなったが、ガン患者が急増したのだ。

▼ニューヨーク記念病院のコーリー博士は「手術不能の悪性腫瘍の患者で、（熱病の）丹毒《たんどく》に感染した三八人のうち二〇人が完治した」という論文を残している。さらに連鎖球菌と霊菌から抽出した混合毒素を手術不能のガン患者三一二人に投与して発熱させたところ、一三四例に有効だった、という。

▼日本の国立衛生研究所チームは一九七八年、ヒトの子宮ガン細胞を取り出し、三二℃から四三℃の間で温度変化させ、正常細胞と比較してみた。その結果、三九・六℃以上にした場合、ガン細胞は一〇日ほどで全滅した。しかし正常細胞は痛手を受けなかった。

●ガン「温熱療法」（ハイパーサーミア）

このように数多くの臨床例、実験結果から「ガン細胞は熱に弱い」ことが実証されています。そして、ガンに熱を加える「温熱療法」（ハイパーサーミア：Hyperthermia）が、ガン治療の一環として、すでに導入されています。

病院で行われている「温熱療法」は次のようなもの。

■全身「温熱療法」：進行ガンには、全身浴を四一・五～四二℃にして二～一〇時間保つ。これを一～二週間おきに二～五回加温。加温方法は全身浴。いわゆるお風呂だ。その他、体外循環による血液加温がある。つまり、体の外で血液を温め体内に戻す。これは、ちょっと怖いやり方だ。

■**局所「温熱療法」**‥皮ふガンの一種メラノーマ（黒色肉腫《こくしょくにくしゅ》）や骨、筋肉の腫瘍に対して行う。超音波やマイクロ波、高周波などの電磁波を用いてガン部位を四二～四四℃にまで加熱する。四〇～六〇分間、照射して加熱。週に一～二回間隔で計五～一〇回加熱する。マイクロ波等の電磁波は遺伝子を損傷し発ガン性などがあるので問題あり。超音波は、副作用もほとんどなく有望な「温熱療法」といえそうだ。

なお、これら「温熱療法」は放射線療法と併用されることが多い。放射線は、やはり遺伝子を破壊しガンと戦う免疫細胞（ＮＫ細胞等）を激減させる。火事を消すのに水とガソリンを同時にぶっかけるようなもの。どうして余計で危ない療法とくっつけるのか？　理解に苦しむ。

●万病は血液の汚れから生じる

石原医師は、体の〝冷え〟は、さまざまなサインでわかる、という。

それは①目の下にクマ、②鼻の頭が赤い、③赤ら顔、④唇が紫っぽい、⑤歯茎の色素沈着、⑥青アザが出やすい、⑦クモ状血管腫、⑧掌《てのひら》が赤い、⑨痔出血、⑩生理不順、⑪下肢静脈瘤……など。

これらは、〝冷え〟――〝体温低下〟が起こると、体の全細胞・臓器の代謝が悪くなるからです。血液の流れが悪くなり、体表面を走る静脈の小血管の流れが滞《とどこお》る。それが①～⑪などの症状を引き起こす。これが漢方でいう「瘀血《おけつ》」。ほっておくと「汚血」と悪化する。癌も〝嵒〟

は岩という意味。つまり、固い病気であることを表す。乳ガンなど触診で〝シコリ〟を確認する。血行不良で、冷えた個所に塊《かたまり》として発生する。漢方医学は、古来より「万病一元――血液の汚れから生ず」と喝破《かっぱ》しています。血液の汚れとは、尿酸、尿素窒素、乳酸、ピルビン酸……などの老廃物が血中に増えること。また、コレステロールや中性脂肪なども増加。いわゆるドロドロ血となる。血液は全身六〇兆個の細胞に栄養、酸素などを供給している。その血液が汚れることは、細胞が汚れ、傷み、病むことにつながります。血液の汚れは、「発疹」「炎症」「動脈硬化」「高血圧」「血栓」そして「出血」「ガン」などの症状で現れるのです。

●ガンは血液の汚れの浄化装置

石原理論は明快です。

「血液浄化法としては①出血させる②一か所に汚れを固める……くらいしかない」「二つが具現された病気がガンである」「ガンの特徴的な症状として、出血がある。喀血《かっけつ》（肺ガン）、吐血《とけつ》（胃ガン）、下血《げけつ》（大腸ガン）、血尿（腎臓・ぼうこうガン）、不正出血（子宮ガン）などは、ガンが必死に浄血を図っている様子と考えていい」。つまり「出血によって汚れた血液を体外に排泄している」のだと言う。ナルホドとただ得心。さらに「汚れを一か所に固めてできたものがガン腫」も、わかりやすい。かれはアメリカの医学者パーボ・アイローラ博士や日本の森下敬一博士らが唱えた「ガンは血液の汚れの浄化装置」という説を東洋医学の視点から絶賛する。

とりわけ、私も三〇年来、尊敬する森下博士を石原医師は「日本の自然医学界の最高権威」と称《たた》える。その姿勢に深い共感を覚えました。まさに〝異端〟に真説あり――。

●「発熱」は自然治癒力の表れ

「温熱療法」は、さらにガン細胞を攻撃する免疫細胞を活性化します。

石原医師は、大学院時代に白血球の研究に没頭していた。このとき運動後や入浴後に、白血球の一種、好中球の、細菌などへの貪食《どんしょく》能力が向上することに気づく。さらに体温上昇が好中球だけでなくリンパ球、単球、好酸球……など全ての白血球のはたらきを活発にすることを確認した。「ほとんどの病気で発熱するのは、この白血球のはたらきを高めて『病気を治そう』とする自然治癒力の現れと考えていい」（石原医師）。

つまり、日頃から体が温まる生活を心がける。それは、自然治癒力を高める暮らしそのもの。病気を予防し、早く病気を治してしまう。ガンも例外ではありません。

●実践しよう！　石原式「温熱」暮らし

石原医師がすすめるポカポカ生活は――

①手浴・足浴、②湯船入浴、③サウナ、④半身浴（約三〇分）、⑤薬湯（塩入浴・生姜入浴など）、⑥その場運動（スクワットなど）、⑦ウォーキング、⑧生姜湿布、⑨暖かい服装（靴下

■熱めのお風呂と、温めのお風呂では効能がちがう

表B

	熱い湯（42℃以上）	温い湯（38～41℃）
自律神経	交感神経が働く	副交感神経が働く
心拍（脈拍）	活発になる	ゆるやかになる
血圧	急に上昇する	不変か、ゆっくりと低下する
胃腸の働き	低下する（胃液の分泌が低下）	活発になる（胃液の分泌促進）
気持ち	緊張する	ゆったりする
入浴時間	10分以内	20～30分
適応症	胃潰瘍、胃酸過多、寝起きの悪い人の朝風呂に、食欲の抑制に	高血圧、バセドウ病、不眠症、ストレスの多い人、胃腸虚弱、食欲不振の人

出典：『「体を温める」と病気は必ず治る』（石原結實著、三笠書房）

重ね履など）。

どれも、だれでもできることばかり。これでガンをはじめ、いろんな病気が治っていく。あまりに簡単で、拍子ぬけしてしまうでしょう。

安保先生は、淡々とおっしゃった。

「私の郷里の津軽、竜飛岬《たっぴみさき》は内風呂のある家は五〇軒に一軒くらいしかなかった。だから入浴療法やろうとしてもできなかったけど、今は、どこの家でも風呂はあるでしょ。そこに入って温まればいいわけだ」

入浴は熱い風呂では「活動の神経」交感神経がはたらき、ぬるま湯では「リラックスの神経」副交感神経がはたらく（表B）。

●入浴には驚きの医学的効能アリ

入浴の医学的効能は――。

A：血行促進：温熱による血管拡張により血行が促進され、細胞への酸素・栄養補給と老廃物の排泄作用が進

む。こうして血液浄化により疲労回復、病気予防となる。

B：静水圧効果：肩まで浸かる入浴では湯の水圧は五〇〇kgにもなる。胸囲は二、三㎝、腹囲で三～五㎝も縮む。この静水圧が皮下の血管やリンパ管を圧迫し血行を促進する。とくに腎臓への血流がよくなり排尿量が増えて「むくみ」「冷え」をとってくれる。

C：皮ふの清浄：体温上昇により皮脂腺から皮脂が分泌され、皮ふ表面の汚れや黴菌《かびきん》を洗い流してくれる。

D：浮力効果：風呂に浸かるとアルキメデスの原理で体重は一〇分の一以下に感じる。体の関節、筋肉は重圧から解放されストレス解消となる。

E：リラックス効果：ぬるめのお湯に入るとアセチルコリン（ホルモン）が分泌され、リラックス状態で出る脳波、α波も出てくる。ストレスから解放された状態となり心身のさまざまな病気に効果があらわれる。むろんガンも例外ではない。

F：免疫機能促進：免疫機能を受け持つ白血球が「温熱効果」で活性化する。あらゆる病気の予防、治療効果があらわれる。

G：血液サラサラ効果：血液中には血栓を溶かす酵素プラスミンが存在する。入浴の温熱効果で、その繊維素を溶かす能力（線溶能）が向上。つまり、入浴は脳梗塞などを防いでくれる。

ただし、石原医師も注意するように、入浴も「気分がいい」ていどにすること。よく「湯あたり」とか「のぼせ」などにみまわれることもある。風呂や温泉に浸かり過ぎで起こる。なにごとも無理は禁物なのです。

●温熱健康法で大腸ガンから生還！

同医師の著書には、大腸ガンから生還した五〇歳、男性Sさんの例がのっています。Sさんは内視鏡ではとれない大きな大腸ガンを宣告された。かれは手術を拒絶。そして朝はコップ三杯の野菜・果物ジュース。主食は小豆を入れた玄米。毎日、小一時間の散歩。そして、スペシャル「温熱療法」として、遠赤外線サウナに毎日三〇分以上入り、お腹に温灸をすえる……。以上の健康法を黙々と実践した。こうして、ガン宣告を受けてすでに一〇年以上。Sさんは石原医師が驚くほどすこぶる健康に過ごしています。

●加温で増える効用たんぱくHSP

「体を温めると病気は治る」——そのメカニズムは、ほとんど石原理論で解明できます。さらに最近、HSPというたんぱく質のはたらきが注目されています。体を温めると、細胞の中に〝ヒート・ショック・プロテイン（HSP）〟と呼ばれるたんぱく質がつくられることが判明。これが「病気やストレス障害から、体を守り、老化や、痴呆予防や、運動能力まで向上させる機能がある」という。HSPは、熱刺激が加わると細胞の中にたくさんつくられます。また、熱以外のさまざまな刺激でも増えます。それで別名〝ストレス・たんぱく質〟とも呼ばれます。

愛知医科大学医学部の伊藤要子助教授によれば、疲労、虚血、放射線、紫外線など、ホメオスタシス（生体恒常性）を乱すさまざまなストレスを受けると、体を構成するたんぱく質が障害を受ける。これら傷つき、構造異常になったたんぱく質を治して元気な細胞にもどす、それがＨＳＰという。「ＨＳＰは疲労や風邪など感染症だけではなく、ガンなどの治療効果すらある。いざというとき頼りになる〝レスキュー隊〟のような存在なのです」（伊藤助教授、『毎日らいふ』二〇〇七年二月号）。

●ＨＳＰには驚異的な治療効果アリ

正常たんぱく質は、折り畳み構造になっています。ところが、それにストレスが加わると細胞内たんぱく質の形が崩れ、ほんらいの機能が果たせなくなります。「ＨＳＰは、どんなタンパクでも異常があれば正常な形に修復しようとする。しかし、ストレスがあまりにも多いと、修復不能タンパクが細胞内に多数残ってしまう。それらはガンなど病気のもとになります。ＨＳＰのすごいところは、細胞傷害がひどくて修復不能というときには、細胞死（アポトーシス）に導《みちび》いてくれるのです」（同）（次頁図Ｃ）。

ＨＳＰは、傷ついた細胞を修復します。つまり、驚異的な治療効果がある。ＨＳＰは、熱ストレスでもっとも多く生成される。それは細胞がストレスと感じる温度（湯温四二℃）で全身

■HSPは傷害されたタンパクを修復して もとの元気な細胞にする

図C

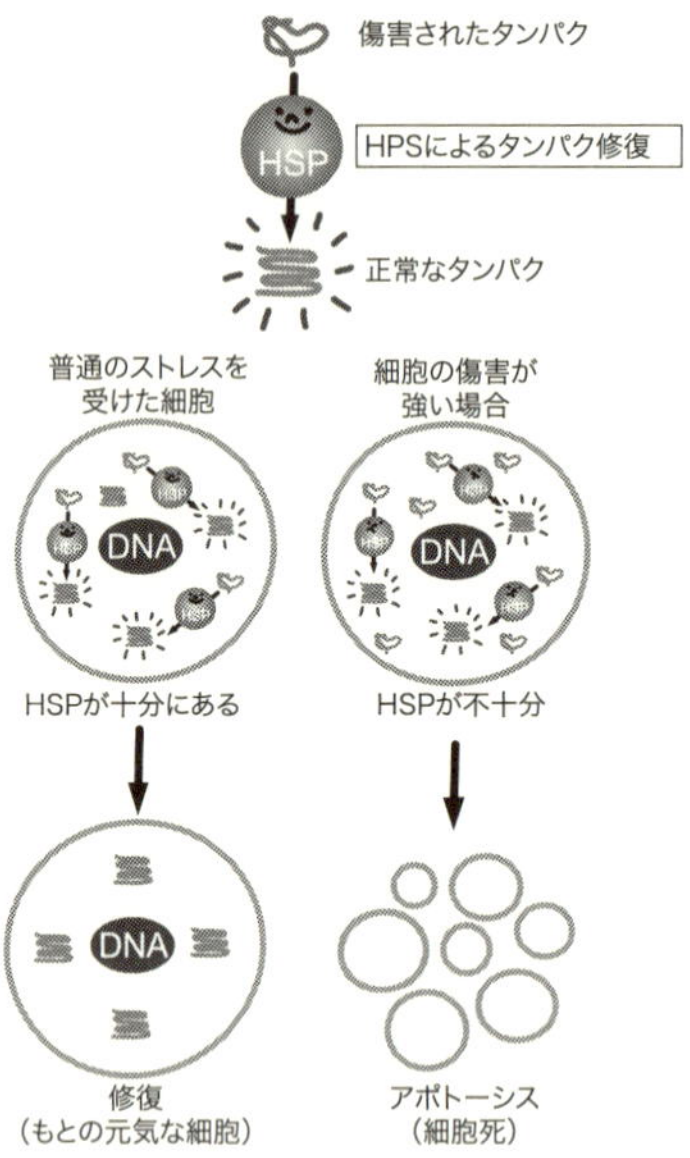

出典：「毎日らいふ」（2007年2月号、毎日新聞社）

を加温すれば急増し、実験では、入浴などで全身加温すると二日後にHSP生成はピークとなります（グラフD）。

また、加温によってHSPが増えると、各種の免疫物質も増えることも立証されています（グラフE）。

これらの結果から伊藤助教授は「予備加温」という予防ケアを提唱しています。

これは予測されるストレスを体が受ける前に、あらかじめ加温してHSPを増やしておく。そして本番ストレスに対応しようというもの。たとえば「手術二日前に、予備加温しておくと手術の傷害が軽減され回復も早まる」。また、加温すると疲労物質が生じにくいことも分かっています（グラフF）。

＊詳しくは『HSPが病気を必ず治す』（伊藤要子著、ビジネス社）を参照。

グラフD　加温するとHSPは2日後にピークになる

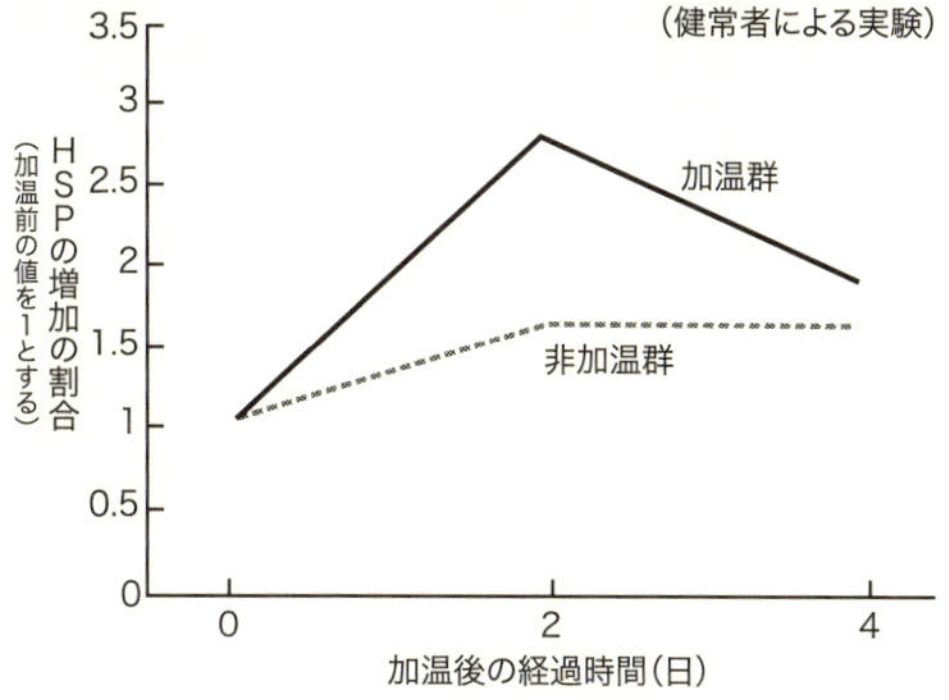

グラフE　温めるとHSPが増加し免疫力も増加する

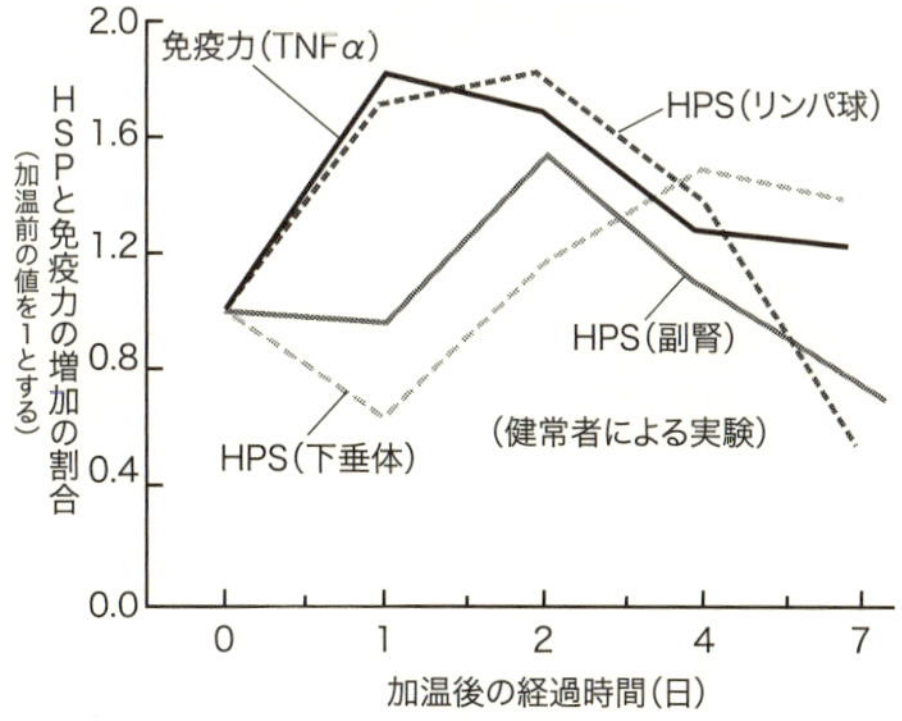

グラフF　温めると疲労物質が生じにくい

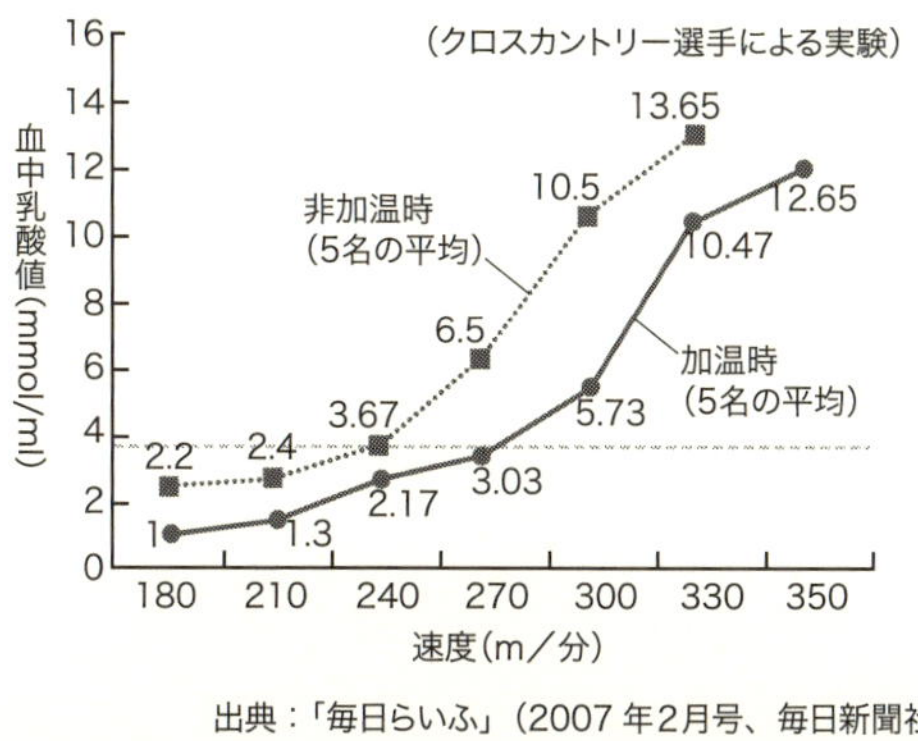

出典：「毎日らいふ」(2007 年2月号、毎日新聞社)

●病院に行く前に温泉湯治に行こう！

友人に誘われ北陸へ一泊二日の温泉旅行に行きました。

まず、宿について降りしきる雪の中、露天風呂に飛びこむ。皆、雪避けの菅傘《すげがさ》を頭に乗せ、なんともユーモラス。夜は酒盛りで盛り上がる。翌朝、朝湯で体は芯から温まる。宿を出て、さらに近くの共同湯で温泉をはしご。雪模様なのに、東京に戻ってからも体はポカポカ暖かい。まさに温泉の血行促進効果を実感。ガン患者の方や万病に悩む方は、病院に行く前に温泉に湯治に行かれることを、心よりおすすめする。いっぽうは抗ガン剤地獄。こちらは温泉天国だ！

最近は岩盤浴など体の芯から遠赤外線効果で温めるものもある。似たものに砂風呂がある。また蒸し風呂も快適。日本の温泉文化は世界に誇るナチュラル・セラピー（自然療法）。風渡る露天風呂で四季折々の絶景をゆったり堪能する。昔の湯治がいかに理にかなった療法であったことか。古《いにしえ》のひとの智慧《ちえ》の深さに、あらためて感服します。

第5章　「自然療法《ナチュラル・キュア》」：〝自然〟こそ最高の妙薬だ

――ガン自然療法への流れは米OTAリポートから始まった

＊　野生動物には心臓病もガンもない
＊　体は『病気にならない』ようにできている
＊　自然な物は健康に良い効能がある
＊　OTAリポート、自然療法の五分野を評価
＊　病気の原因は医者とクスリと食べ物だ
＊　四〇年昔、日本ガン学界も知っていた……！

●野生動物には心臓病もガンもない

「……野生動物は、決して心臓発作を起こさない。それが、なぜ人間には起きるのか？　野生動物はガンにもならない」

これは、全米で九〇〇万部突破という記録的ベストセラー『ナチュラル・キュアズ（自然療法）』の著者、ケヴィン・トルドー氏の問いかけです（邦題『病気にならない人は知っている』幻冬舎）。本の帯には「ほんらい人間は一二〇歳まで生きられる」として「アメリカ人の健康観を変えた〝ダイナマイト本〟」とある。

聖書ですら「空を飛ぶ鳥は明日を思い煩《わずら》うこともない」と「野生の生き方に習え」……と説いています。ケヴィン氏も指摘するように野生動物には心臓マヒもガンもない。

「なぜ、私たちは病気になるのか？」。「ガンは体内で発生するものだ。糖尿病にかかるのではない。糖尿病に〝なる〟のだ。これらはみな体内で発生する〝症状〟だ。原因は体の外にある細菌やウイルスではない。じっさいの病気の原因の大半は体の中にある。そして、クスリは解答にはならない」「病気になるのは異常で不自然なこと」「ほんらい、皆さんの体は『病気にならない』ようにできている」。

●現代人のライフスタイルが元凶だ

しかし、野生動物でさえ人間に飼育されたり、ワクチン注射を打たれたり、抗生物質や加工食品のエサを与えられたりすると、人間同様にさまざまな病気になる。

最近の獣医は犬の糖尿病まで診断しているという。飼い主の食生活の影響でしょう。自分の好みの食べ物を与えれば犬もハッピーと思っているのです。観光名所である日光では、野生の猿が観光客からお菓子で〝餌づけ〟され、その味にはまってしまい、駐車場で一瞬のスキをついて車上泥棒に走る。ゲットした獲物を木の上で袋を破いてムシャムシャ。だから、日光の野生猿はアクビをすると、その歯茎《はぐき》は無残に腫《は》れている。甘いものを食べると猿ですら歯槽膿漏《しそうのうろう》になる。むきだした歯は虫歯だらけ。

人間サマの文明的な暮らしほど自然界から離れたものはない。そうして、万物の霊長がたどり着いたライフスタイルこそが、万病の元なのです。

「自然あるいは自然なものは健康にいい。そういうものにはなんらかの効能がある。自然なものはからだにいい。自然界の力はすべて私たちの味方だ」

これは、ハーバード大学医学部のテッド・カプチャック博士らの名言。博士は言う。

「『自然療法』とはつまり『自然の状態で生きる』ということだ」

●医者と薬とファストフードをやめろ！

「考えてもみてほしい」とケヴィン氏は言います。「野生動物は医者に行かなくても、青年に達したあと、それまでに要した年月の一〇倍から二〇倍も生きる。チンパンジーやゴリラが良い例だ。かれらは処方薬や市販薬も飲まずに一生涯を過ごす」。そうして、こう結論づける。「処方薬、市販薬はすべて〝毒〟となる」。まさにその通り。

だから、かれは真っ向から主張します。「医者と薬とファストフードを今すぐやめろ!」。〝ダイナマイト本〟と呼ばれるゆえん。医者なら恐ろしくて言えないことを言い切った。だから真理に目覚めた九〇〇万人もの読者の支持を得たのです。

現代人を悩ます病気の原因が見えて来ました。

それは、なんと「医者」と「薬」と「食べ物」だった。「私たちがヘルスケアに注ぎ込む金額は過去最高に達し、いまだかつてないほどたくさんの薬を飲んでいるのに、病人の数は史上最高に達している」(ケヴィン氏)。

病気の元凶のクスリを貪《むさぼ》っているのだから当然。なんという愚かさでしょう……!

●微生物、ウイルス、遺伝子とデッチアゲ

医薬品や医療業界は、戦後「ひとは、なぜ病気になるのか?」必死になって説明を試みてきました。まず、初めは「病気は細菌と微生物で病気になる」と唱えました。当時の特効薬はペニシリンを筆頭とする抗生物質。あらゆる病気を撲滅する希望のクスリとして華々しく登場しました。しかし……**万病の原因は細菌である**……という説は誤り、と完全にばれてしまいました。次にかれらが持ち出したのが……**ウイルスが全ての病気の原因**……という説。「残念なこ

とに、抗生物質がウイルスには『何の効き目もない』ことを知っているひとはほとんどいない。医者に頼めば、すぐに抗生物質を処方してくれる。政府は『年間一億通にのぼる抗生物質の処方箋のうち半分はまったく不要だ』と推定している。それほど大量の抗生物質が使われていても、病人は増え続けている」（ケヴィン氏）。

「これではマズイ」と産み出された次なる説は……**病気は遺伝的欠陥による**……というもの。そして、いまや遺伝子上の欠陥を操作するクスリが研究開発され、これらは数十億ドルを産む市場となっています。かれらは唱える。「糖尿病は遺伝的特徴で起こる。遺伝子配列を正しくするクスリを！」。ところが人間の遺伝子で、生命活動に関わっているのは、わずか三％。残りの九七％はまったくはたらくことなく眠ったまま人生を終えます。だから「人間の全ての遺伝子配列（ヒトゲノム）を解読した！」と鬼の首をとったように騒ぐことは、コッケイです。九七％もの遺伝子は生命には何の影響も与えていない。だから、遺伝子から、そのひとの素質を説明しようとすると九七％まちがうことになります。現在の遺伝子治療とは、それほどいい加減なものなのです。

●治療法が見つかったらかれらは倒産

ケヴィン氏は、かれらのたくらみを見抜く。

「製薬会社の望みは、本人たちが言うように『病気を治す』ことではない。治療法が見つかったら、かれらは倒産してしまうのだ……」「利益を拡大するために、製薬会社はさまざまな手口を使っているが、政府機関の協力を取り付けることはとりわけ重要だ。製薬会社は政治家のポケットに何百億ドルもの金をねじ込む。製薬会社は、こうして自分たちの利益の独占を計《はか》る」。

そこにあるのは医療マフィアのおぞましい姿そのもの。

ケヴィン氏は帯状疱疹《たいじょうほうしん》の例を引く。テレビでは毎日「帯状疱疹の治療薬はない」と言い、「症状を抑えるために当社の素晴らしい薬を毎日、一生飲み続けなさい」と主張している。代わりに「この薬草を三〇日飲み続ければ、二度と発疹はできません。この薬草はわずか三ドル！」と発表したら、この会社は数十億ドルの損失を出し株価は大暴落する。ここで帯状疱疹をガンやアトピーと言いかえれば、わかりやすい。あるいは頭痛、高血圧、胃のもたれ……etc。

●真に病気を治す医者は逮捕される

ケヴィン氏の告発は続きます。

「かりに、私が帯状疱疹の治療法を知っていたとしても、それを口にすることはできない。なぜなら、そのような医学的主張は法律違反になると政府機関が決めるからだ。もしそうすれば、武装職員が強制捜査をして何もかも差押え、私を刑務所に放り込む。そして、私が『インチキ薬を販売するペテン師だ』と、プレス・リリース（記者会見資料）に書いて発表するのだ。残念なことに、これが今のシステムだ」


そのとおり。ガン治療ですら、アメリカではそうだったのです。

自然療法でガンを治すと、医者は告発され逮捕され医師免許を剥奪《はくだつ》されて刑務所にぶち込まれた。そして病院は閉鎖……。西部劇のリンチさながらの凄《すさ》まじさ。不審な謎の死を遂げた代替療法医が何人もいたという。医療利権マフィアたちが、ヒットマン（殺し屋）を差し向けたのでしょう。だから、アメリカの代替療法医師たちは、国境を超えてメキシコに逃れました。

私は、いまや〝自由と民主主義〟のアメリカなどは、完全にでっちあげだと確信します。しかし、このクニのガン代替療法医師たちは、粘り強い。不屈の戦いで、この〝悪の帝国〟を、善なる方向へ少しばかり動かしたのです。

それがＯＴＡリポートです。

●米国ガン治療を変えたＯＴＡリポート

わたしは、アメリカのガン治療を根本から変えさせた三ステップについて、述べて来ました（『ガンで死んだら110番　愛する人は〝殺された〟』参照）。
それは――

①一九八五年：米国立ガン研究所（ＮＣＩ）のデヴュタ所長の議会証言（抗ガン剤は、反抗

ガン剤遺伝子［アンチ・ドラッグ・ジーン：ADG］によって「無力化される」と下院議会で証言)。

②一九八八年：NCIリポート（『ガンの病因学』）で「抗ガン剤は強い発ガン物質であり、投与すると新たなガンを発症させる」と警告。

③一九九〇年：政府機関OTAリポートで「従来の〝ガンの三大療法〟より『自然療法』のほうが、ガンを治す」と断定。これはアメリカ政府のガン治療に対する決定的なターニング・ポイントとなった。同リポートは全文約三〇〇ページ。OTAは〝Office Of Technology Assesment〟の略。これは諸政策立案のための基礎調査を行う米議会・調査専門部門。OTAは一九八七年から〝ヘルス・プログラム〟という専門委員会を立ちあげた。その名もガン問題調査委員会。そこでは、ガン非通常療法（代替療法）の徹底調査をすすめてきた。具体的には食事療法をはじめ、栄養・免疫・薬草・心理・行動療法など。これらは人体の持つ自然なガンへの抵抗力を強化し、その力によってガンを克服しようとする療法。一言で言えば「自然療法」（ナチュラル・キュアズ）になります。

●一九八八年両院議員四〇名が動いた

ＯＴＡリポートに触れるとき、偉大な医療ジャーナリスト、故・今村光一氏の名を忘れてはなりません。われわれはかれの著書『自然な療法のほうがガンを治す』（徳間書店）によって、この画期的リポートの詳細を知ることができるのです。

残念なことに、日本のマスコミは、全てこのエポックメーキングなアメリカ議会報告を黙殺した。大スポンサー製薬メーカーに牛耳られているとはいえ、余りに情けない日本の大マスコミ。つまりは大新聞やテレビ、ＮＨＫなどを、いくら見ていても絶対に真実には出会えない、ということなのです。

アメリカ議会ですら目覚めた新しいガン治療——それを、今村氏はこう説明します。

「通常療法は抗ガン剤や放射線などの副作用で患者のからだ全体にダメージを与え、人体の持つ自然な対ガン抵抗力を弱体化させ、結局、患者を救えない。新しいガン治療は、それはまったく逆の方法である」

一九八八年、アメリカ上下両院議員四〇名は連名で、ＯＴＡに「自然療法」を調査する専門プロジェクトを発足させました。議員たちはこう主張した。

「『通常療法』では『治らない』とされた末期ガン患者が、自然療法でたくさん『治っている』。議会はこれらの療法のことを詳しく調べ、国民に知らせる義務がある」

●「自然療法」を全面的に普及させよ！

こうしてスタートした〝ヘルス・プログラム〟（ガン問題調査委員会）が独自に調べあげ一九九〇年九月に発表されたのがＯＴＡリポートなのです。

同リポートは、「自然療法」に関して具体的な勧告を行っています。

▼国民の関心：米国立ガン研究所（ＮＣＩ）は、「自然療法」に対する国民の関心に応えられるよう体制を整備すべきである。

▼評価の作業：政府・ＮＣＩは、「自然療法」を実施している病院や治療家と協力すること。そして「自然療法」の成果をより詳細に評価する作業を進めるべきである。

▼保険に適用：現在の保険制度は「自然療法」を保険対象外としている。これは「自然療法」の普及を妨げる要因であり問題である。

――このような議会勧告が、アメリカで二〇年近くも前に行われたことに、溜め息を禁じえません。ここには、いまだ残るアメリカン・デモクラシーの松明《たいまつ》が燃えています。ここでも日本は悲しいことに二〇年以上も遅れた後進国です。

●「マスコミも世間も騙されてきた」

「……ＯＴＡリポートは、『自然療法』による効果を数多く紹介するとともに、通常療法の多くの欠陥を指摘し、ＮＣＩやアメリカ・ガン学会などに厳しい批判と叱責《しっせき》を加えているほどです。抗ガン剤は、『はたしてその使用を正当化するだけの根拠があるのか？』という疑問まで持ち出している。これは『抗ガン剤の抗腫瘍効果は、ぎゃくに患者のためにはマイナスにしかなっていないことも多い』ことがわかったから。こういう現行療法の欠陥に手も打たずに

（正確には打てずに）きたNCIに対しては、『これでは国民のガン・センターといいがたい』『〝ガン療法は進歩している〟というNCI報告書は、詳しく検討してみると〝ウソ〟であった』と、その責任を追及している」（今村氏）

さらに、その〝ウソ〟のからくりまで詳細に暴《あば》き、「マスコミも世間もこれにだまされてきた」とまでOTAリポートは指摘しているのです。

さらに、溜め息がもれます。これにくらべて、わがニッポンのガン治療の惨状……。振り返ると空しさ、悔しさ、アホらしさで、涙も出ません。呆れ果てた後進国。例えば抗ガン剤の使用率はカナダの約二〇倍、手術は一七倍、放射線も当て放題。これが欧米との絶望的な格差です。

●迷路に迷いこまされたガン治療

今村氏は問いかける。

「ではガン療法はなぜ、こんなに長い間まったく進歩してこなかったのか？」

その理由は、これまで近代医学でのガン治療研究がすべてまちがった方向にばかり進められて来たからです。

「これでは、いくら多くの労力と資金が研究に注ぎこまれても、療法が進歩するわけはなく、よりまちがった方向に迷い込むだけで、しかも研究者もわれわれも自分たちがまちがった方向

に進んできたことにも気づかなかったのだ」（ＯＴＡリポート）

ＯＴＡは一九七八年にも医療の問題点を指摘するリポートを発表しています。**▼乳ガン検査**：検査自体が新しいガンを発生させている（Ｘ線検査）。**▼悪性肉芽腫**：治療技術は進歩しているが、その新技術が新しいガンを発症させている。**▼肺ガンの抗ガン剤療法**：効果が極めて少ない反面、副作用リスクは極めて大きい。この療法は〝効果〟〝安全〟の兼ね合いを超え〝不当に普及〟して問題である。

ＯＴＡのスタンスが、まったくぶれていない。その事実に深い信頼を感じます。

●自然療法の五分野を実証し評価

ＯＴＡリポートは、ガンの「自然療法」として五分野をあげています。

①行動・心理療法：「心は体の設計図」とは川竹文夫氏（前出）の名言。患者の心の持ち方ひとつで免疫力は驚くほどの差が出る。心理的にガンを治療する心理療法（サイコオンコロジー）も学問として確立しています。ここでいう「行動」とはライフスタイルのこと。まちがった心の持ち方、暮らし方が、ガンを引き起こしているのです。しかし、この真実を指摘しケアする通常療法（三大療法）医は皆無。世界の最新医学は精神神経免疫学――。心が体に影響が与えることを、西洋医学はようやく理解したのです。

②食事療法：ＯＴＡは栄養療法のパイオニア、ゲルソン療法を高く評価しています。さらに、

日本の伝統的なマクロビオティック（玄米正食）療法も前向きに紹介。その他、ケリー療法など、完全治癒（ベストケース）の五〇臨症例も紹介しています。

③薬草（ハーブ）療法：多くの薬草を使うホクセイ療法は一八四〇年、獣医ホクシィにより開発されました。この療法も、かつて〝インチキ療法〟の烙印を押された。しかし、その治癒例からOTAは、この療法に軍配を上げています。日本でも数十種類の健康茶があります。薬草（ハーブ）療法は、食事ではとりにくい微量栄養素を補給するために欠かせない療法です。

④薬物・生物学的療法：ここでの薬物とは合成化学薬品ではない。自然界から抽出した薬効成分のこと。自然な薬物で免疫力を強化する。生物学的アプローチで行う栄養療法としてはビタミンC療法などはポピュラー。またレビシ療法も有名。レビシ博士は九四歳を超えて現役医師。その驚異的献身でも知られます。体内ミネラルの電気的アンバランスによりガンが発生するという理論で、一種のミネラル療法。なんと、この老医師はかつて医師法違反で医師免許剝奪の危機に瀕したことも。〝三大療法〟利権と癒着した全米医師会の陰謀でしょう。いまや、OTAは、その療法を高く評価。その他、アンチ・ネオプラストン療法、ヒドラジン療法、リビングストン療法など多岐にわたります。

⑤免疫療法（IAT）：血液中の対ガン有効成分を使う方法。約三〇年以上も前にバートン博士が始めた。やはりアメリカ医学界と対立。博士はアメリカを捨ててフロリダ半島の先バハマに〝亡命〟した。またアメリカ国境に近いメキシコ側の街に分院も開設。OTAによる再評

価も、この免疫療法に対するアメリカ政府の不当弾圧に抗議した患者グループの議会への訴えがきっかけとなった。

――むろんOTAリポートは、ここに取り上げた「非通常療法」（自然療法）だけを評価しているのではない。他の「自然療法」も「……同程度の効果があるだろう」と記述している。

一八年前に、すでに米政府機関が、これほどまでにガン「自然療法」を評価している事実に感動を覚えます。そして、日本の現状に絶望を覚えます。日本の医師はOTAリポートの存在すら知らない。巨大なガン・マフィア圧力によって、一切の情報が弾圧封印されたからです。そういう意味で、我々はファッショ体制国家に住んでいるのです。それもコマーシャリズム（CM）という微笑みのファシズムの支配する国に……。

■自然なものは生命《いのち》を活かす

図A

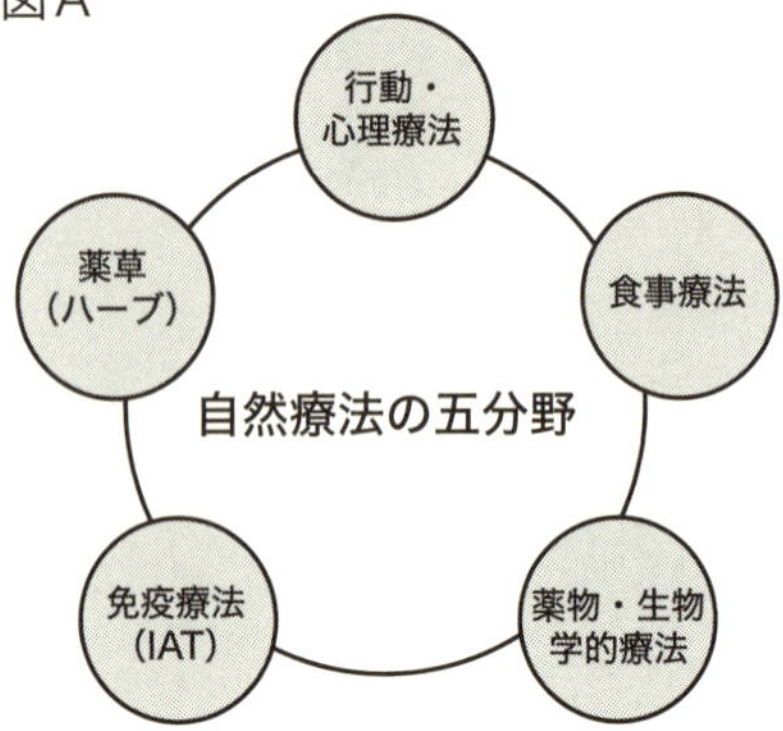

●四〇年も昔、日本のドンのホンネ

最後に、日本のガン利権の黒い犯罪性について。

今村氏は常々「国立がんセンターこそ本当の〝ガン〟で、あれをつぶせばガンは治る」と主張していました。

ところが、当時、世界的ガン学者として称《たた》えられていた中原和郎博士（がんセンター中央研究所長）は、昭和三九年（一九六四年）非公開パーティ席上でこうホンネを吐露しているのです。

「……ガンだからといって、腫瘍やガン細胞のことだけつつき回しているのでは、話にもならない。これは、これまでガンを病理学者が主になって研究してきたために生じたまちがいだった。腫瘍だって、それだけが体と無関係に存在しているのではない。体との相互関係の中で考えねばダメだ。要するに患者の抵抗力との相互関係という視点から考えるべきで、ガン研究は新規まき直しをして、やり直すべきだ」「放射線や抗ガン剤で腫瘍をたたくというやり方でガン攻撃に熱中するあまり、患者の抵抗力が台無しになる。腫瘍は、いったんは小さくなり、薬が効いたように見える。しかし、抵抗力のほうがダメになっているので、やがてまた腫瘍がグーッと大きくなり、今度は手がつけられなくなる」「だから、ガンに対して体がほんらい持っている抵抗力を増強することに、努力を払うべきである」（『矢追博士・古希祝賀記念刊行物』より）

●現代ガン治療現場は虐殺の荒野だ

とっくの昔に判っていたのです。

国立がんセンターつまり日本のガン学界のドン（首領）が非公開の席で思わず漏《も》らした正直なホンネ。ふりかえること四〇年以上も昔。アメリカＮＣＩ所長が議会で「抗ガン剤は無力だ」と証言する二〇年以上も前に、じつは日本のガン学界ですら抗ガン剤の反抗ガン剤遺伝子（アンチ・ドラッグ・ジーン：ＡＤＧ）によるリバウンド現象を理解していました。学界ドンも公開の席では〝口が裂けても〟言えなかったホンネ。しかし、七〇人ほどの内輪《うちわ》を相手にした安心感からの真情吐露《しんじょうとろ》。しかし、日本のガン学界は、〝三大療法〟が、ガン患者の抵抗力を奪い、腫瘍を大きくし、手がつけられなくする……という事実を四〇年以上も昔から知っていながら、一切の手も打ってきませんでした。

「死ぬ」とわかっていて行えば、これはもはや〝過失致死〟ではありません。それを刑法では〝故意殺人〟と呼びます（刑法一九九条、未必の故意）。現代ガン治療の現場が、虐殺の荒野であることを、すでに四〇年以上も前にガン治療の最高責任者が証言しているのです。

第6章　「菜食療法」：脱肉食こそガン治療の原点

――肉はガンの〝エサ〟！　大腸・乳ガン死は四倍……

＊　ＴＶ料理番組は食肉業界の〝餌づけ〟
＊　肉食はタバコ以上に〝殺してきた〟
＊　肉漬けの若いひとを襲うポックリ死
＊　肉好きは心臓死八倍、糖尿病死四倍
＊　大腸ガン死、乳ガン死は共に四倍
＊　腸内細菌が発ガン物質等を生み出す

●やたら食ってふざける日本のTV

テレビを観ているとふざけるのTVとにかく無闇やたらと料理番組が多い。ついで、旅番組……。タレント夫婦あたりが温泉宿を訪ねて、美人女将《おかみ》に接待されたり、名物料理に舌鼓《したづつみ》を打つ。旨《うま》いもの食って、温泉に浸かっていればいいのだから、楽な仕事だなぁ……と羨ましくなります。

外国から来たひとは、日本のテレビ番組を見て、呆れ返るそう。

「ナンデ、日本のテレビは、いつも食べてばかりいるのデスカ?」

あるいは温泉巡り。それ以外もお笑いタレントが、やたらふざけあうバラエティ。わたしはお笑い芸人は好きだが、ちゃんとした芸をみせろよ、と言いたい。食べ物番組とバラエティが合体したものに『元祖!でぶや』なる珍番組がある。メインの石塚クンを始めとするデブタレ(デブを売り物にしたタレント)が、さまざまな食い物を豪快に食いまくり笑いをとる。石塚クンの笑いのセンスを高く評価するものだが、その食いっぷりを見ていると心配で仕方ない。後輩デブタレ、内山クンが「体重が一〇〇g減ったんですヨオ」と言うと、真顔《まがお》で「デブタレを何だと思ってるんだ。体重を失うってことは仕事を失うってコトなんだぞッ」と凄んでみせる。まあ、かれらが豪快に食いまくってる分には苦笑まじりで見ていればすみますが。

●視聴率一%で一〇〇万人の大衆操作

ただし、この一見、罪のないように見える番組も罪つくり。

愛すべきタレントたちには罪はない。問題は背後にいるプロデューサーやスポンサー。さらには放送局の思惑《おもわく》。テレビは一％視聴率で一〇〇万人が見ていることになる。つまり、影響力からいえば超弩級《ちょうどきゅう》。マスコミとは、よくぞ言ったもの。だからスポンサーは高い広告料を払って番組を買取り、番組の制作費を〝提供〟する。つまりテレビ番組は、断じて放送局のものでもない。視聴者のものでもない。カネを払った企業のものなのです。なぜ、カネを払うか？　自社の製品を売りたいからです。

ＮＨＫの料理番組から民放の『チューボーですよ！』とか『どっちの料理ショー』など見ていると、とにかくやたら肉が出てくる。『元祖！でぶや』しかり。一〇〇g、ン千円なりの霜降り国産牛肉の塊が登場。それをみたタレントたちが「美味《おい》しソーッ!!」と絶叫。ステーキで焼き上げた一切れを石塚クンが口に運び、目をトロンとさせて「マイウーッ！」のお決まりキメ台詞《せりふ》。とにかく、だれが何を食べようと本人の自由。知ったことではない。と思っていたが、いつの頃からか、これはただごとではない、と確信するにいたった。

●食肉産業〝餌づけ〟プロモーション

出場するタレントさんとは、無関係に背後に大きな〝意志〟を感知したからです。早く言えば食肉産業の販売プロモーション。さらに言うなら、その背後にある穀物メジャーの陰謀。さらに、その背後の石油メジャーの深謀。

つまり日本人に牛肉を〝餌《え》づけ〟する。だから、たかが牛丼販売が再開されただけなのにニュース番組で、吉野屋チェーン店から生中継する騒ぎ。モロに吉野屋の宣伝番組と化している。報道の中立原則をはるかに逸脱している。なのに、だれも不思議に思いません。

背後には、狂牛病問題での牛肉離れをなんとか食い止め、客を引きつけたいと願う畜産メジャーの狙いが見え見え。さらにアメリカ政府や穀物・石油メジャーの思惑も。

●食肉はタバコ以上の〝殺人商品〟

わたしは二〇〇一年一〇月に出した『早く肉をやめないか?――狂牛病と台所革命』（三五館）で、狂牛病の日本上陸予測を的中させ、肉食自体がいかに危険かを徹底的に解説した。ついでアメリカ、モンタナ州の巨大牧場主からベジタリアンへと一八〇度転身をなしとげたハワード・ライマンの著書『マッド・カウボーイ』を翻訳。邦題『まだ、肉を食べているのですか?』（三交社）。ついで『食民地――アメリカに餌づけされた日本』（ゴマブックス）……などなど。

これらの著作で、肉食がいかに人体に有害であるかを、数多くの医学データを駆使して説いてきました。しかし列記した肉食有害論に対する反論は、まったく皆無。

ライマンは著作で〝ミート・キルズ〟（肉食はひとを殺す）と断言しています。「肉食はひとを殺す。その殺しっぷりはタバコ以上」と言い切る。つまり「タバコで死んだ犠牲者の数より、肉で〝殺された〟数の方が多い」と言う。

●有害論で完敗した食肉業界だが……

さらに「かれら、食肉業界は、タバコ業界に学んだ」とも言います。

タバコ有害論が叫ばれたとき、タバコ業界は、マスコミなどを使って、さまざまなアンチ・キャンペーンを展開した。危険論には〝安全論〟をぶっつけ、消費者の頭を〝混乱〟させた。いま、同じ手法を食肉業界が取っているとライマンは告発する。

なにしろ、かれは全米最大規模のベジタリズム運動団体の代表。その知識量に食肉業界はかなうわけがありません。同様に英国で啓蒙活動を行っているのがピーター・コックス。著書も邦訳されている。『新版　ぼくが肉を食べないわけ』（築地書館）。

かれらの綿密な科学データに、世界の食肉産業はまったく歯がたちません。世界の菜食運動の理論的主張に、完敗して、腹の底では白旗を揚げています。ライマンは「とにかく肉食にメリットは一つもない」と断じています。「〝精力がつく〟くらいのことは主張して欲しいのだが、それもない」と余裕綽々《しゃくしゃく》。

●洗脳CMでタバコ業界の後を追う

かれら食肉業界は、タバコ業界の二の舞いになることを、極力恐れています。その轍《てつ》を踏まぬよう、必死のマスメディア対策を行っています。それが、さまざまな料理番組への異様なまでの牛肉料理の露出の多さ。かれらはタバコ業界と同じく「肉食が健康によくない」ことは百も承知。しかし、〝肉食有害論〟を認めたら、それこそ業界全体の死活問題。そこで、ただひたすら〝マイウー！〟と情緒に訴える。タレントに嬌声を上げさせる。ジューッという脂身《あぶらみ》の溶ける音に目を細めさせる。かつてタバコCMで、マルボーロをくわえたカウボーイが「ウーン……、マルボーロ」と、旨そうに目を細め煙りをくゆらせるシーンがあった。まさに、あれと同じ。マインド・コントロール。「からだに毒……？　そんなこと考えちゃダメですよ。どうです。うまけりゃ、いいじゃないですか！」。うまそうに焼き上がった分厚いステーキが大皿に盛られる。愛すべきデブ屋、石塚クンは「脂身《あぶらみ》は、ボクの主食でーすッ」と笑いを取る。タレント稼業も因果な商売ではある。

●〝肉漬け〟の若いひと待つポックリ死

わたしが心配しているのは、そんなテレビを見て、笑い転げている日本の若いひとたちの健康。こんな無邪気な洗脳作戦にもコロリはまって若いひとたちは……主食は肉か？……と呆れるほど肉食中心の食生活となっています。朝はマックですませ、昼は吉野屋の牛丼、夜は焼き肉定食……。カウンターで横一列になって牛丼をかきこんでいる若いひとたちを見ると心底、かれらの将来が心配になります。

ＮＥＣの元顧問医だったある老医師が、こう述べていました。

「若い社員は、退職後のことなど心配しているが、その必要はない。かれらが六〇歳まで生きるはずがない！」

その医師にいわせると「心配なのは二〇代後半から三〇代前半の独身男性」という。その理由は、すでに動脈硬化で血管はボロボロ。肉食、動物食でコレステロール沈着がすさまじい。これは同年代、全てにいえるだろう。かれらを待っているのは血栓が詰まってポックリ逝《い》く、突然死。心臓の冠状動脈なら心筋梗塞。脳血管なら脳卒中。

世界的研究で、肉好きの心臓マヒの死亡率は、ベジタリアンの約八倍以上（次頁図A）。脳卒中死も、ほぼ同じ確率で襲いかかる。これらは肉食者はベジタリアンにくらべて高血圧であることも死因のひとつ。七〇代では肉食者は二六㎜も高め。このとき脳卒中や心筋梗塞などに襲われやすい（次頁図B）。

運よく、生き延びたとしても、こんどは大腸ガンや糖尿病死が、待っている。

ほぼ毎日肉を食べるひとは、ベジタリアンにくらべて三・八倍も糖尿病死していることを証明する（次頁図C）。

一五〇万部を超えるベストセラー『病気にならない生き方』（サンマーク出版）の新谷《しんや》弘実《ひろみ》

■肉食はタバコよりも多くのひとびとを〝殺して〟きた

図A　心臓病死とお肉の関係

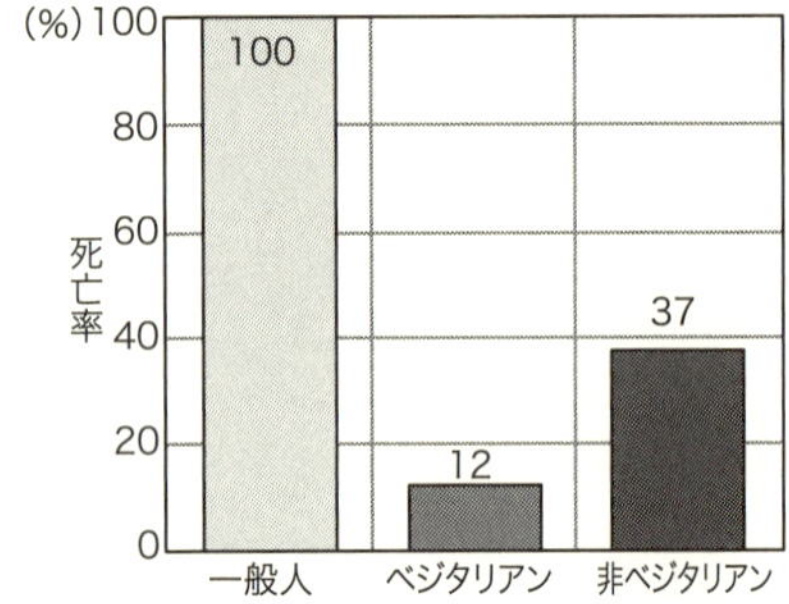

図B　肉食とベジタリアンの血圧をくらべると

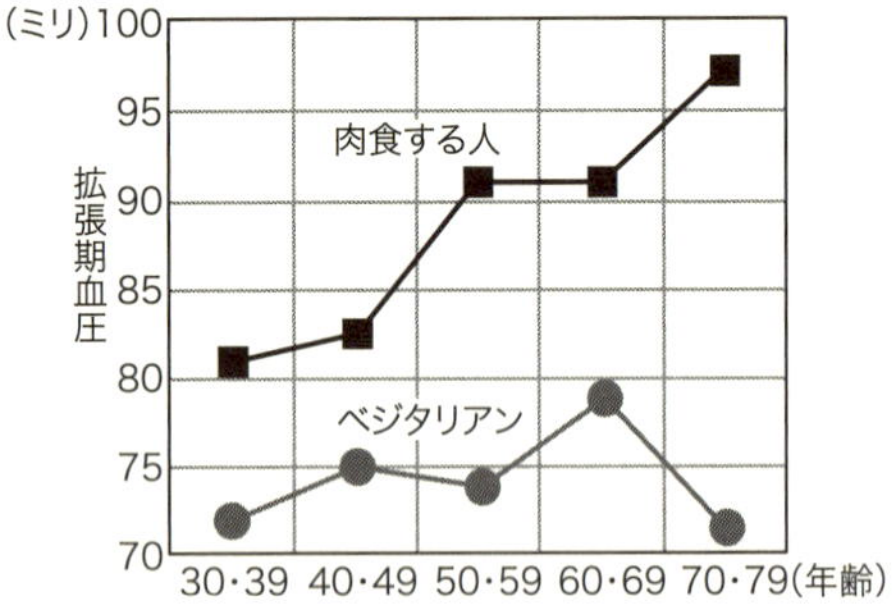

図C　糖尿病の死亡率も3.8倍

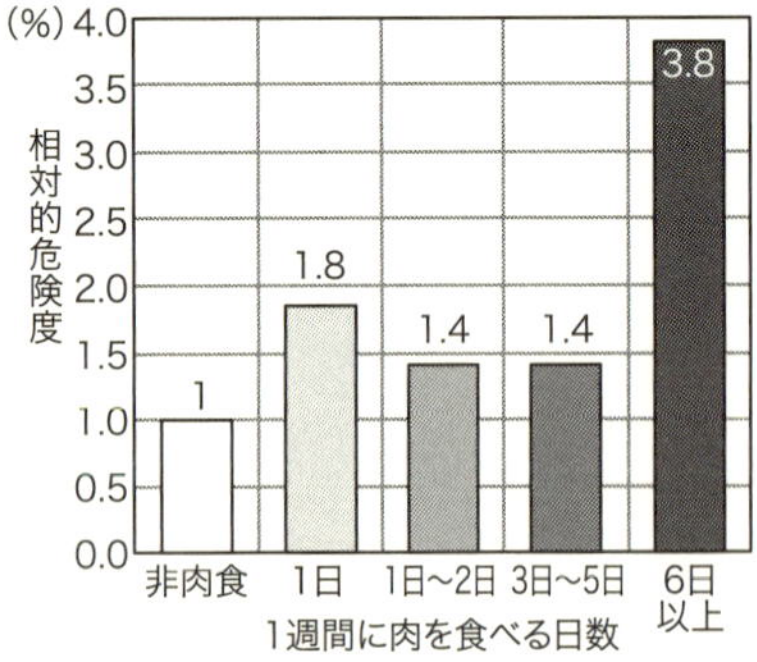

出典：『新版　ぼくが肉を食べないわけ』（ピーター・コックス著、築地書館）

医師は、「肉や牛乳、動物食を控えなさい」と指導する。牛乳や卵も、とらない工夫が大切だ。デブ屋本舗の若手、内山クンは、ある医学番組で「二〇代後半で死ぬ」と〝告知〟を受け顔が引きつっていた。常連パパイヤ鈴木も「あと数年の命」に、顔から笑いが消えた。

デブ一族の未来は暗い。短い。なにしろ、肥満体だけで死亡リスクは、普通のひとの三倍以上。相撲力士が短命なのも、肥満という職業病のせいだ。

●①歯形、②唾液、③消化器の証拠

現代栄養学の最大の罪は、肉食の害について、目をつむっていること。

医学と同じように、栄養学も巨大利権にコントロールされています。それは、いうまでもなく食肉利権も突き詰めれば、石油メジャーに行き着くからです。

抗ガン剤も究極は製薬利権から石油メジャーに行き着く。それとまったく同じ。メジャー支配下では、学問の自由、報道の自由などありえない。その黒々とした現実を早く知らないと目を開いていても、何も見えぬまま人生を送ることになります。

さて、いまや世界的ベジタリズム（菜食主義）リーダーでもあるライマンは、肉食が人類に適していない根拠を三つあげる。
①歯の形：ヒトの歯は、臼歯《きゅうし》（5）：門歯（2）：犬歯（1）の割合だ。つまり、穀物5：野菜・果物2：動物食1……の割合で食べるのが理想となる。ここで、ライマンは言う。「犬

歯は、もはや退化して名ばかり。本物の犬歯とは犬や猫の口の中にある」。つまり、「もう動物食には適さない歯である」。ちなみに、かれはヘラ鹿の生肉にかぶりついて〝じっさいに使えるか？〟試してみたという。その結果は、まったく食い千切ることは不可能だった。ほんらいの犬歯（牙）は肉に突き刺さり、繊維を引き裂くためのもの。肉食獣の鋭く剣のような歯と、人間様の退化した〝犬歯〟では、くらべようがない。つまり人間の犬歯は、もはや野菜・果物を噛む門歯ほどの機能しかないのです。

②唾液：ライオンや虎など肉食獣の唾液は酸性だ。それは、肉たんぱく質を分解し、消化をしやすくする。これに対して、ヒトの唾液はアルカリ性。これは、穀物の炭水化物の分解、吸収を促進するため。御飯をよく噛んでいるとしだいに甘くなってくる。これは、唾液中のでんぷん分解酵素アミラーゼがでんぷんを麦芽糖《ばくがとう》に変えたから。これに対して、肉食動物の唾液にアミラーゼは極めて少ないか皆無。この唾液組成ひとつとっても、人間が肉食に不適で、穀物食こそ最適であることが明白です。

③消化器：肉食獣とヒトの決定的なちがいは、その長さです。肉食獣は体長の約四倍。ヒトは約一二倍、およそ三倍も長い消化器系を持つ。

この消化管の長さは、決定的。よく知られているように「腐る」という字は「府」の中に「肉」と書きます。漢字を生み出した古代人は、肉食の害を、この一文字にこめたのです。「府」とは五臓六腑《ごぞうろっぷ》の「腑《ふ》」であることはいうまでもありません。つまり、中が空洞の内臓……消化器系を指します。ちなみに「臓《ぞう》」とは中身の詰まった腎臓とか肝臓などのこと（図D）。「腑」の中に「肉」がとどまると「腐る」。つまり肉が腸内細菌によって分解され、インドールなどの有毒物質を発生させる。文字通り、肉が腸内で異常発酵……腐ったのです。

人間は、生まれてまもなく腸内に約一兆匹以上の腸内細菌が棲みつきます。これを腸内細菌叢《さいきんそう》と呼びます。それは一〇〇種類に及ぶ種々多様な微生物コロニー。大腸内では糞便一gあたり数千億匹……！

図D　消化管の構造

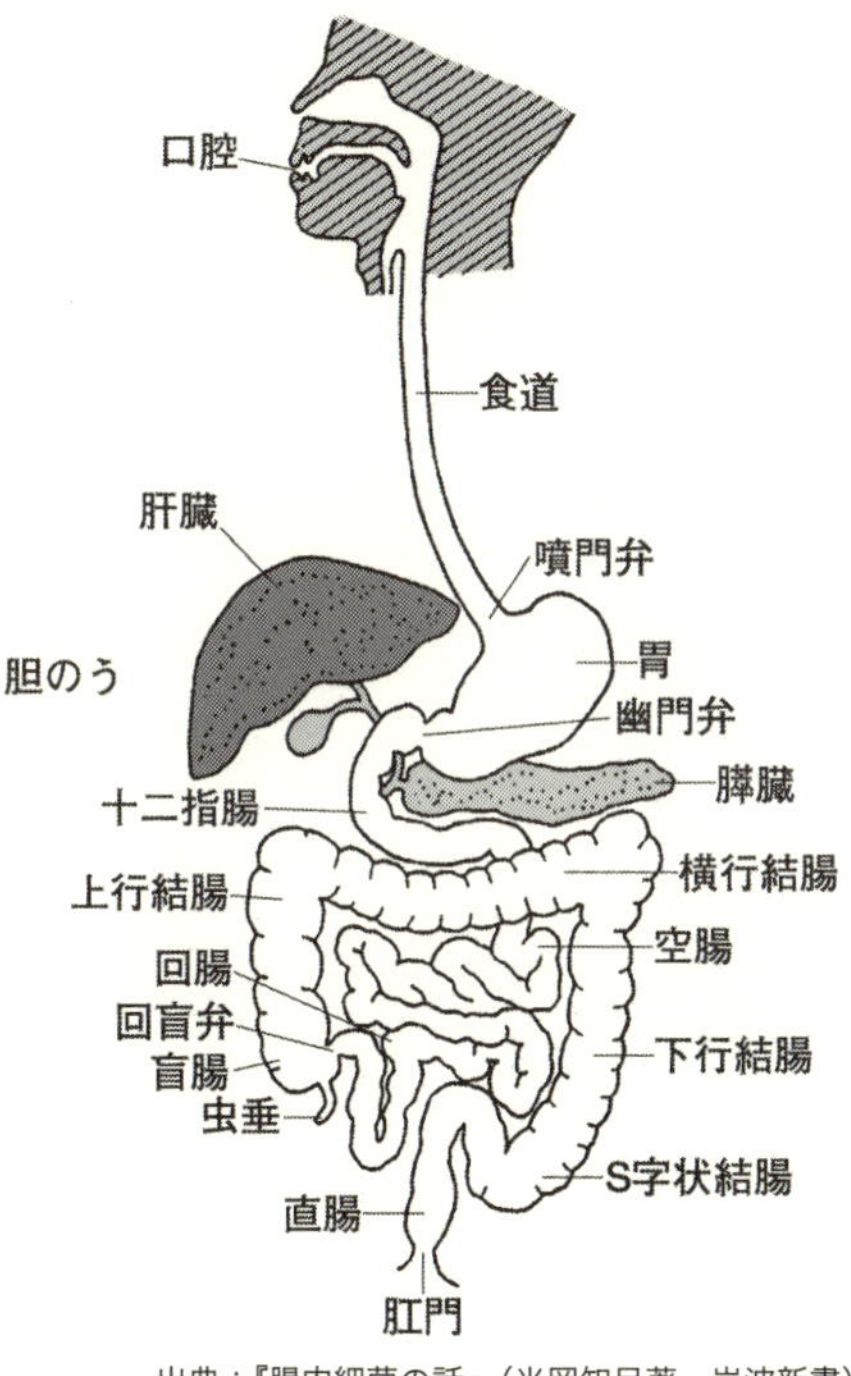

出典：『腸内細菌の話』（光岡知足著、岩波新書）

■そもそも肉は食べてはいけない消化器

排泄された大便の半分は腸内細菌という説にもうなずけます。腸内細菌バランスは宿主の食性によって構成は大きく異なります。理想的食生活を送っていれば、いわゆる〝善玉菌〞が優位の細菌叢となります。肉食など不自然な食事では〝悪玉菌〞が多くなり、さまざまな悪さをします。

●人間の食の智恵はゾーリムシに劣る

①②③は、まさに小学校低学年レベルでも、理解可能な真実です。

小学校一年生に聞かせても、ナルホド……人間は肉を食べるべきではなく、穀物・野菜・果物を食べる生き物なのだネ……と理解するでしょう。

そもそも「ヒトは何を食べて生きるべきか？」という問いは、学問以前、生活の知恵以前のハナシ。動物としてのイロハのイです。

自然界の動物は、おのおの、何を食べるべきかを、本能で識《し》り、他の動物たちと棲《す》み分けています。パンダは笹を食べてあの巨大な体を養い、コアラはユーカリの葉しか食べない。ゾーリムシやミジンコなどの微生物ですら食べていいもの、悪いものを、わきまえている。何を食べてよいのか悪いのかもわからず、なんでもかんでも食いまくってさまざまな病気に苦しみ、寿命を縮めているのは、地球上で人間サマだけです。

「人間の智恵は、ゾーリムシより劣る」。万物の霊長というエラソーな冠《かんむり》は、赤面しつつ頭から降ろすべきでしょう。

●たんぱく・脂肪を悪玉菌が横取り

■肉を栄養に悪玉菌が大繁殖して“毒”を出す

図E　腸内菌叢による有害物質の生成（仮説）

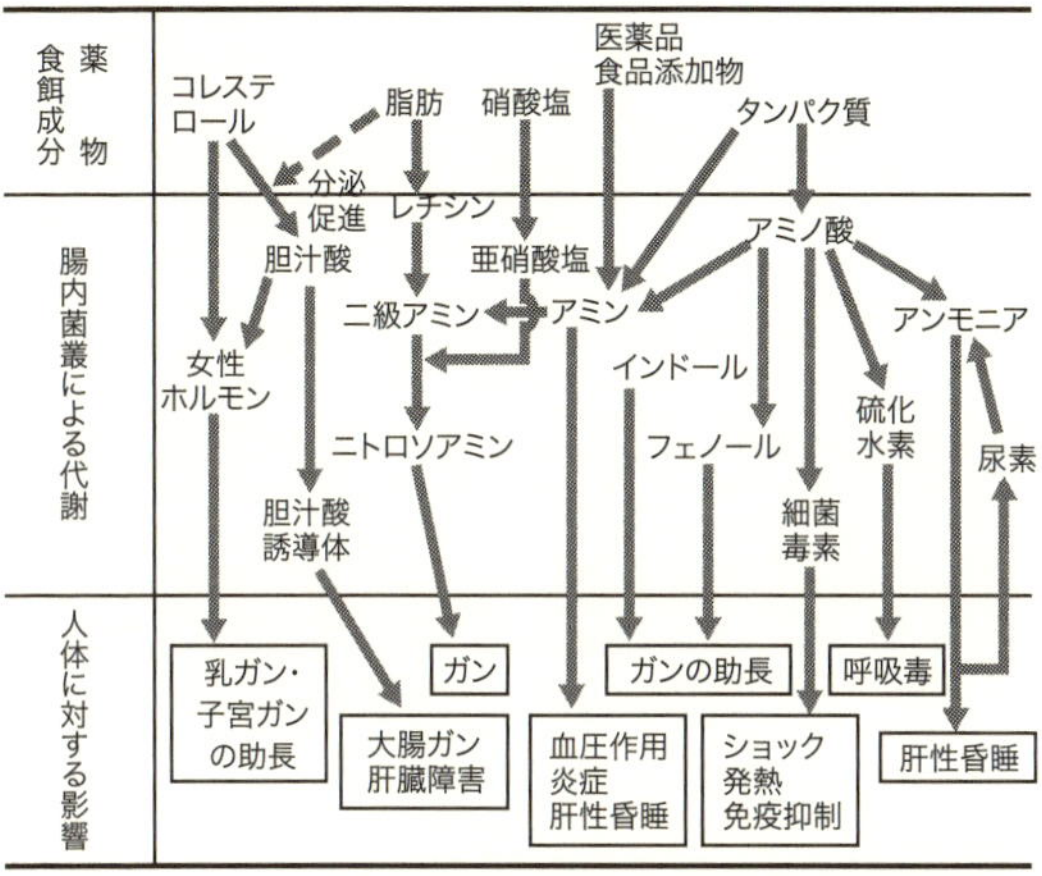

出典：『腸内細菌の話』（光岡知足著、岩波新書）

アメリカや北西ヨーロッパ人の大腸ガンの発生は昔の一〇倍にも増加しています。また、動脈硬化が死亡率の第一位。日本に比べても一〇倍近い発生です。その原因は、高たんぱく、高脂肪で、繊維の少ない欧米型にある。それは、もはや常識です。

肉食の問題点を一言でいえば、高たんぱく、高脂肪であること。それどころか炭水化物はゼロ。ヒトの消化器系は、もともと炭水化物を糖類に分解してエネルギー源とするようにできています。そこに高たんぱく、高脂肪が送り込まれると、それをまずアミノ酸に分解しなければならない。消化器系に不要な負荷がかかります。そのアミノ酸は、人体の栄養源として吸収されるまえに腸内の悪玉菌に〝横取り〟されてしまう。また大量の脂肪、コレステロールを分解するため大量の胆汁酸が分泌されます。これらは腸内に有害悪玉菌をはびこらせる。つまり悪玉菌は、肉や脂肪を〝エサ〟に猛繁殖し、せっせと有毒物質の生成に励むのです。

●腸内細菌が毒性物質を生み出す

図Eは、肉食過多になったとき、腸内細菌の代謝によって、さまざまな発ガン物質や有害物が生じて、種々の疾患の元凶となることを示します（『腸内細菌の話』光岡知足著　岩波新書）。

たとえばアミノ酸からは……

▼アンモニア↓［肝性昏睡《こんすい》］。**▼硫化水素**↓［呼吸毒］、**▼細菌毒素**↓［ショック、発熱、免疫抑制］、**▼フェノール／インドール**↓［発ガン・促進］、**▼アミン**↓［血圧作用、炎症、肝性昏睡］……などなど。

脂肪等からは……

▼レシチン↓二級アミン↓ニトロソアミン↓［発ガン］、**▼胆汁酸**↓二級アミン↓胆汁酸誘導体↓［大腸ガン、肝臓障害］、**▼コレステロール**↓胆汁酸↓女性ホルモン↓［乳ガン、子宮ガン］。

●脂肪・肉食の国ほど結腸ガン、乳ガン死多発

同書は欧米人には「日本人の五倍も結腸ガンが発生」と指摘。乳ガンにも同じ傾向が見られ

図F　アメリカ人と日本人の結腸ガン死亡率のちがい

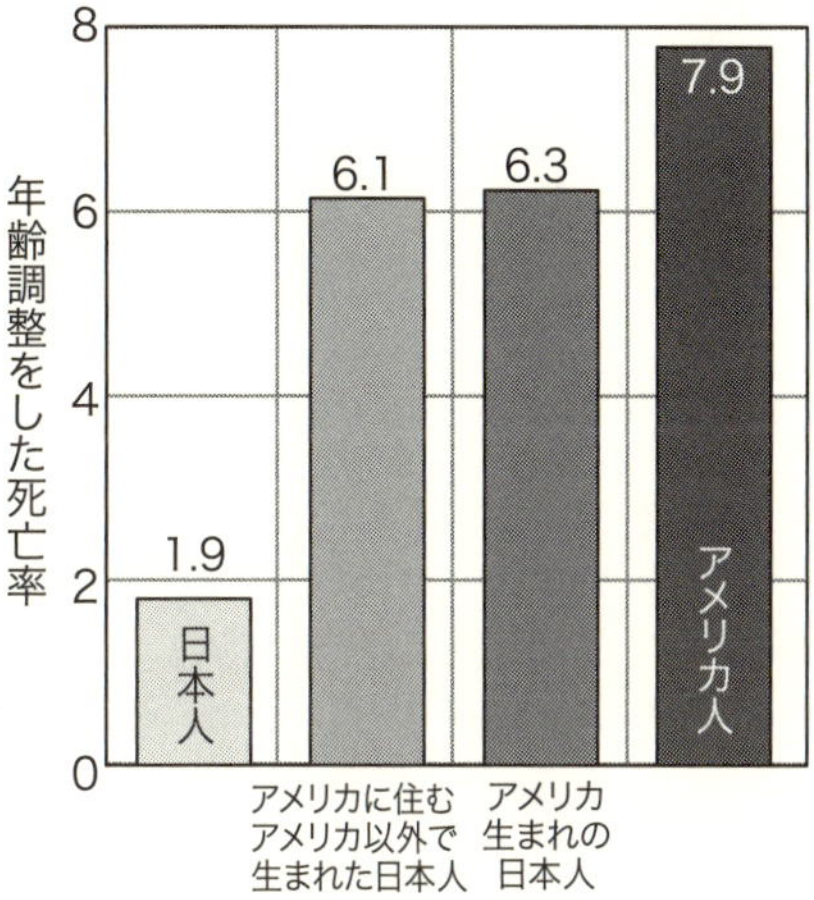

出典：『新版　ぼくが肉を食べないわけ』（ピーター・コックス著、築地書館）

ます。またアメリカ日系二世、三世にアメリカ人並に結腸ガン、乳ガンが多発しています（図F）。つまり「人種のちがいではなく、日常摂取する食料によることは明らか」と光岡氏も断定。日本人の食生活が西欧化するにつれ「……結腸ガン、乳ガン、肺ガンなどの発生率は増加、これも食餌とガンの関係をあらわしている」（光岡氏）。ここで無視してならないのは……食事→腸内細菌→ガン……の関係。腸内細菌が有害物質生成の仲立ちをしているのです。

光岡氏は、欧米人が肉や脂肪を多くとるのに対し、日本人は肉や脂肪のとりかたがはるかに少ないことに着目。

なるほど……。大腸ガンの一種である結腸ガンの死亡率と脂肪摂取量を比較すると欧米諸国はケタ外れに多い。脂肪を多くとる欧米人ほど結腸ガンで死んでいます。

肉と脂肪は不可分なので、これは肉食量と比例しているとみてよい。

日本とチリだけが北米や北欧などにくらべ

■肉と脂肪をとるほど大腸（結腸）ガン、乳ガンは激増

図G　各国の結腸ガンによる死亡率と脂肪摂取量の相関（ワインダーによる）

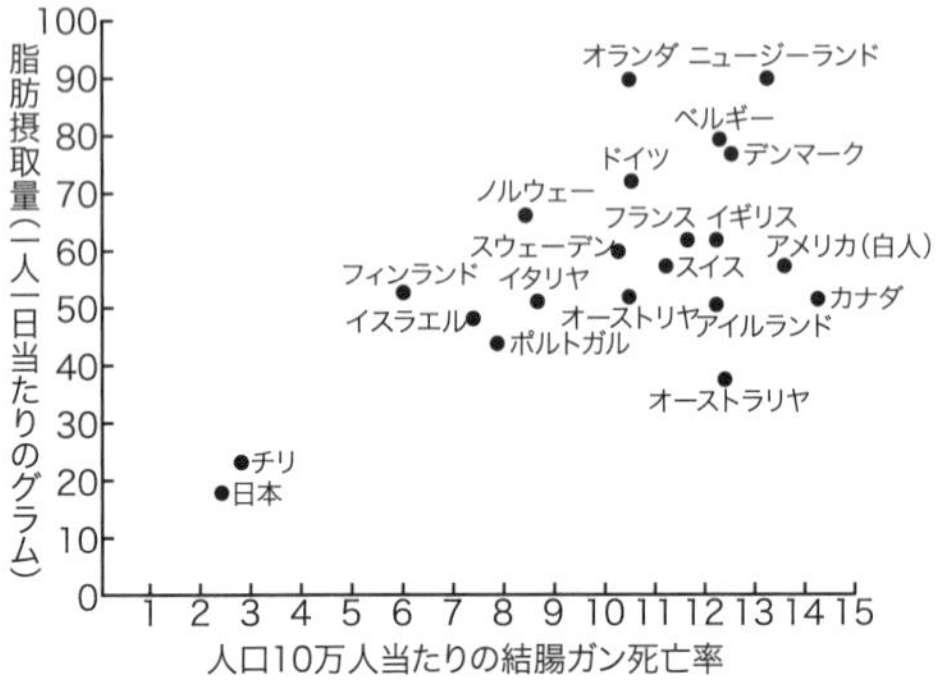

図H　各国の乳ガンによる死亡率と脂肪摂取量の相関（キャロルによる）

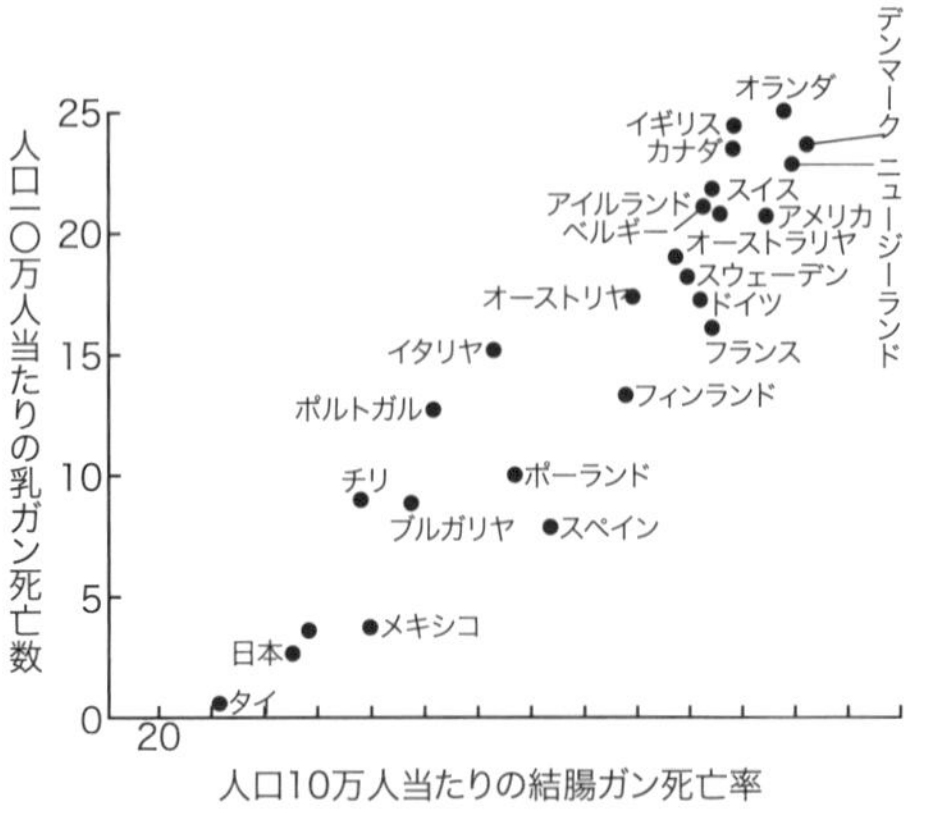

出典：『腸内細菌の話』（光岡知足著、岩波新書）

結腸ガン死亡率が約五分の一という低さに感心する（図G）。

また乳ガン死亡も脂肪摂取量ときれいな相関をしめしています。脂肪摂取量の多いオランダは、日本の一〇倍も乳ガンで死んでいます（図H）。

ただし、これらは一九七〇年代のデータです。いまから三〇年も昔。まだ、日本が肉浸け、脂浸けになるまえの古き良き時代のもの。そのことを忘れてはなりません。

現代の日本人の肉や脂肪摂取量を考慮すると、とっくに日本人は欧米諸国の仲間入りをしているはず。食の世界においては、明治以来の悲願……脱亜入欧……をめでたく果たしたことになります。

●腸内細菌で肉・脂が発ガン物質に変貌！

肉や脂肪に発ガン物質は検出されていません。なのに肉食でどうしてガンが多発するのでしょう？

「そこで考えられるのが、肉に含まれている栄養成分、すなわち、たんぱく質、脂肪、またはコレステロールが腸内で細菌によって発ガン物質または発ガン物質のはたらきを強くする物質（助発ガン物質）がつくられるのではないか」あるいは「脂肪を大量にとったときに、その消化吸収のために大量に分泌される胆汁が、腸内細菌によって発ガン物質に変えられるのではないか……」と光岡氏。

図I　腸内細菌によるアミンの生成

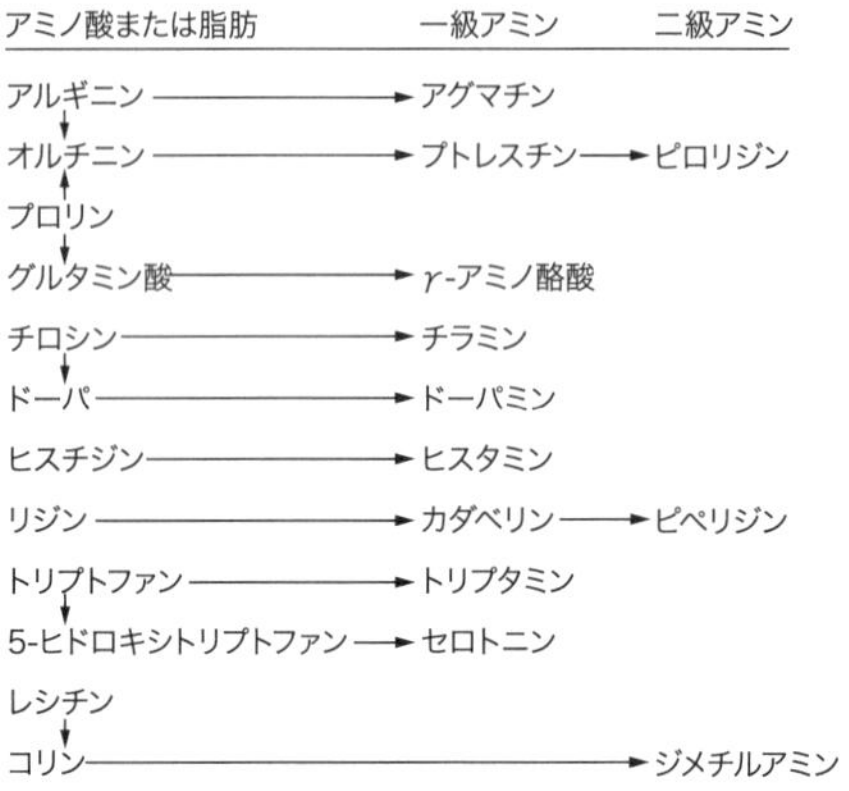

アミノ酸または脂肪	一級アミン	二級アミン
アルギニン	→ アグマチン	
オルニチン	→ プトレスチン	→ ピロリジン
プロリン		
グルタミン酸	→ γ-アミノ酪酸	
チロシン	→ チラミン	
ドーパ	→ ドーパミン	
ヒスチジン	→ ヒスタミン	
リジン	→ カダベリン	→ ピペリジン
トリプトファン	→ トリプタミン	
5-ヒドロキシトリプトファン	→ セロトニン	
レシチン		
コリン		→ ジメチルアミン

出典：『腸内細菌の話』（光岡知足著、岩波新書）

前出図Eは、その腸内細菌による、さまざまな有害物質の発生メカニズム。そのなかでも、肉たんぱく質から分解生成されるアミンは、案外盲点だろう。

「……アミノ酸が腸内細菌のデカルボキシラーゼによって、脱炭素化されます、腐敗分物の一つである各種アミンがつくられます」（光岡氏）（図I）

つまり、栄養源と思って食べたはずの肉類が、ある種の腸内細菌群によって、アミンという毒物に変化してしまうのです。

●強烈発ガン物質ニトロソアミン登場

「……アミンはからだに有害なものが多く、腸内にこれらがつくられますと、微量でもからだにいろいろな影響をおよぼすことが予想されます」（光岡氏）

たとえば――。

▼ヒスタミン：血管を拡張させ血圧を下げる作用がある。白血球を遊走させ、胃酸を分泌さ

せて炎症作用がある。

▼チラミン：血圧を上げる作用があり、高血圧症のひきがねになる。

▼カダペリン：やはり血圧を上げる弱いはたらきがある。

▼アグマチン：血糖抑制ホルモンのインスリンに似た活性がある。

▼ニトロソアミン：アミンが胃や腸で亜硝酸塩といっしょになると強力な発ガン物質のニトロソアミンを生成する。

亜硝酸塩は青野菜や飲料水さらに食品添加物の発色剤などとして多用されており、容易に体内に入ってきます。つまり肉や脂肪は、栄養源となる前に消化器内で強烈発ガン物質へと変貌してしまう。

この猛烈発ガン物質ニトロソアミンが血流に乗り、全身を駆け巡ります。

こうしてみると肉は、あきらかに発ガン食品なのです。栄養源と思ったら、それは悲しいかんちがい。それは、体内でさまざまな毒物に変化します。まあ……たまの、お口の楽しみくらいにしておくことです。

「……世界の長寿村の食生活に共通するのは、質素で、小麦、大豆、燕麦《えんばく》、とうもろこし、ソバなどの雑穀類、まめ類、いも類をよく食べ、しかし、カロリー単位の総摂取量はいずれも低く、過食をしない。また、野菜、果物を豊富に食べています」（光岡氏）

さあ、懐かしいふるさとの料理に帰りましょう！

第7章　心理療法：「ありがとう！」の一言から

――NK細胞は増殖、ガン退縮……の奇跡

＊　嫌《いや》なことには「ありがとう」
＊　メカニズムは医学的に立証
＊　「快感」栄養にNK細胞増殖
＊　孤独は有害！　死亡率三・五倍
＊　「筋力テスト」で効果証明
＊　脳の扁桃体《へんとうたい》が快、不快を判断

●「ありがとう……」でガンは治る！

「『ありがとう……』と言うだけで、ガンが治る!?」

たいていのひとは、首をひねるだろう。なかには「いい加減なこと言うんじゃないよ！」と怒るひとも、いるかもしれません。

しかし、この現実を思い出して欲しい。数多くのガン患者を手がけてこられたお医者さんの多くは、こうつぶやく。

「治るか治らないか七割は心の問題……」

ガンになりやすい性格タイプもハッキリしています。

生真面目、ガンコ……などなど。融通《ゆうずう》が利かないというか、心や生活に遊びやゆとりのないひとがガンにかかっています。

それは安保徹教授（前出）の免疫理論でもクッキリ浮彫りになっています。これらコチコチ堅物性格だと交感神経が常に緊張しっぱなし。すると〝怒りのホルモン〟アドレナリンなどが出っぱなし。その刺激が白血球の一種、顆粒球を増やす。相対的にガン細胞を攻撃するＮＫ細胞等は減少。つまり、ガンへの抵抗力は低下する。緊張、怒り、不安などは、結果的にＮＫ細胞を減らすのです。

●「つらい、苦しい、嫌《いや》な」ときに

■「ありがとう」で快適に、「嫌《いや》だ」で不快になる

図 A

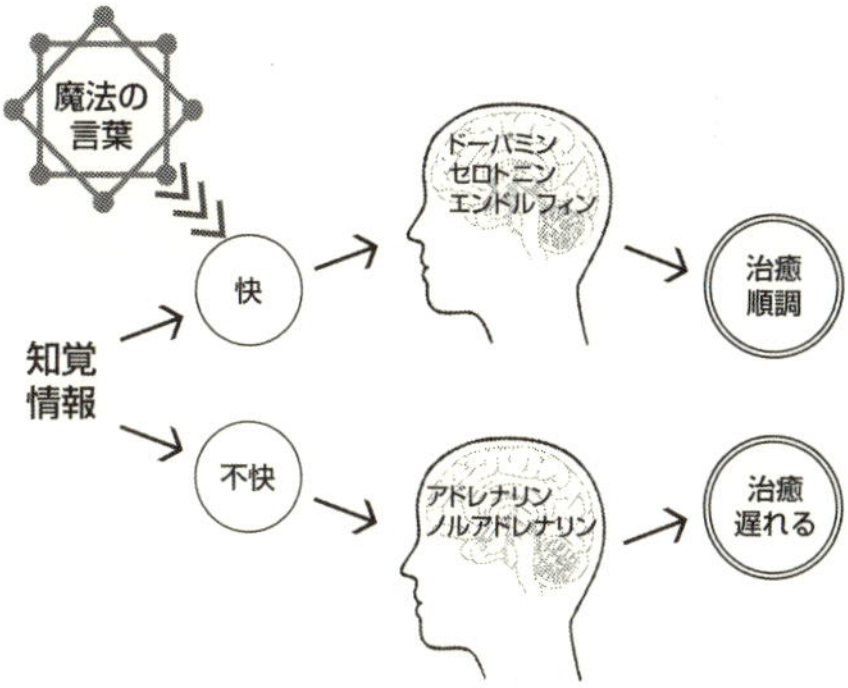

出典：『運命が変わる　未来を変える』（五日市剛・矢山利彦著、ビジネス社）

「ありがとう……」の一言が、医学的に効果があることは、すでに立証されています。

「……『つらい、苦しい、もう嫌《いや》だ』と人間がマイナスの言葉を言い続けると、そのマイナスの言葉が持つ不快イメージ情報が、大脳にある大脳辺縁系と基底核に刺激として伝わります。反対に『ありがとう。感謝します』といったプラスの言葉を使うと、大脳辺縁系と基底核に、プラスの言葉特有の『快』のイメージ情報が伝わります。その結果、脳内にある緊張状態を解くセロトニンが増えて、また、快の神経ホルモン、ドーパミン、エンドルフィンも増えて、病気や痛みの原因となっていたストレス物質をとりのぞくことが可能になってくるのです」（矢山利彦医師、矢山クリニック院長）

これは矢山医師と五日市剛氏（工学博士）との共著『運命が変わる　未来を変える』（ビジネス社）からの一節。

つまり、「つらい、苦しい、嫌《いや》だ」の恨みをこめて「ちくしょう」と呪《のろ》いの声を上げると不快イメージ情報が、大脳を刺激して、さらに不快ホルモンを放出させ、さらに不快と苦悩が深まる悪循環――。

逆に「ありがとう……」の一言で快感ホルモン、エンドルフィンなどが増えて、それがガン細胞を攻撃するNK細胞を増やす。この〝魔法の言葉〟はガンだけでなく、あらゆる病気に目覚ましい治癒効果を発揮します（前頁図A）。

●「ありがとう」と「感謝します」

同書は、こう諭《さと》しています。

①嫌《いや》なことがあったら「ありがとう」と言うこと。

②いいことがあったら「感謝します」と言うこと。

さらに、具体的なアドバイスも……。

「『ありがとう』を口にする際のポイントは、つらいときやピンチのときに『すぐに』言うこと。時間が経てば経つほど『魔法』の効果がなくなってしまいます。すぐに『ありがとう』と言えると、不思議なことに、それ以上悪い気分にはなりません。そして、不幸の連鎖を断ち切ることができます。さらに、やがて良いことが起こります」

はやくいえば「ピンチはチャンス！　ありがとう」。

ここまで読んで、「そりゃ、私にゃムリだわ……」と溜《た》め息をついた方もおられるでしょう。

まあ、次まで読んでください。

「……『感謝します』は嬉しいとき、楽しいときに素直に言うと、またそう言いたくなるようなステキな出来事が起こりやすくなります」

また、呆れた反論の声が聞こえてきそう。

「おいおい、これじゃ医学でなくて、道徳じゃないか！」。そのとおり。道と徳を究めることこそ、業病のガンを克服する道なのです。ガンの告知など、人生でいちばん〝嫌《いや》なこと〟でしょう。

ガーンと気分は落ち込んで、その日から顔面蒼白《がんめんそうはく》……。まさに、ウツ状態です。

●ガン告知で〝心〟は激変する

「ガンの患者学研究所」恒例の〝一〇〇〇人集会〟では、最後にガン患者さんたちが壇上に上がって「治るコール」で気勢を上げます。そのとき、患者さんたちの自己紹介を聞いていると「わたしは今年の×月×日から△△ガン患者です……」と悲しそうに自己紹介なさる。しかし、その日に、突然、ガンが出現したわけではありません。「日本笑い学会」副会長の昇幹夫《のぼりみきお》医師は、ゆったりと「身体《からだ》は前の日と何も変わってません。変わったのは〝心〟だけ」。

ガン告知の瞬間から、患者は絶望と恐怖のドン底に突き落とされます。

わたしの知人はガン再発を告知された瞬間から「一週間メシが喉《のど》を通らなくなった」と漏らす。そのストレスの凄さは、なみたいていではありません。体内ではアドレナリンやコルチゾール等のストレス・ホルモンが駆け巡り、夜も不安で眠れない。俗に理性のホルモンと言われるセロトニンや快感ホルモン、エンドルフィンは激減。これでは、体内は苦悶地獄です。つまり、告知前と告知後では、体内のホルモン、神経バランスは、まさに天国から地獄へ逆落とし。とうぜん、そのストレス刺激でガン細胞を攻撃するＮＫ細胞も激減。するとガンはまってましたとばかりに激増を始める。

皮肉なことに、ガン告知がガン増殖の引き金になっているのです。

「ガン患者さんは、健康なひとに比べて免疫力（リンパ球数）が三割位に落ちているひとが多い」と安保教授。そんな、弱っているひとに不用意なガン告知をすると「精神的ショックで、また免疫力が約三分の一ドーンと落ちちゃう」と顔を曇らせる。都合、免疫力は健康なひとの一〇分の一に。これはガン細胞が一〇倍の勢いで急増殖することを意味する。しかし、そんな残酷な告知は、医療現場ではあたりまえ。医師は「自分の言葉が患者を殺している」ことに気づくべきです。

●「治らない……」告知は〝死刑宣告〟

ではガン告知自体が問題なのでしょうか？

そうではない。告知する医者の発言、態度が問題なのです。

「ガンは治らない」と前置きして言われたら死刑宣告と同じ。さらに「余命は×か月。覚悟してください」と〝死刑執行〟の日取りまで宣告する医者がゴロゴロ。これで平常心を保てというほうがムリ。NK細胞レベルも奈落の底に激減していきます。それは、まさに医師による〝言葉の殺人〟行為に他なりません。

次のように励ましてくれるお医者さんだったら、患者はどんなに救われることでしょう。

「……もともと、誰でも体内にガン細胞は毎日数千個生まれてます。それをNK細胞など免疫細胞が攻撃しているから安心なのです。さいきん、辛いことがあったでしょう？　そのストレスで免疫細胞が減って、ガン細胞が増えただけ。ですから心配いりません。〝心〟が元気になれば免疫細胞も増え、ガン細胞は消えますよ。〝心〟の持ちかたをまず変えましょうね」

●「感謝」のご褒美はNK細胞急増

現代の最先端医学は、精神神経免疫学（前出）――。

心（精神）が神経を通じて免疫力（身体）に影響を与えることを、西洋医学も認めているのです。

その大切な心（精神）を、絶望のどん底に突き落とすような「告知」をする医者は、文字通り、血も涙もない殺人医でしかありません。

だから、ガン告知をされて、平常心を保ち、さらに、それをバネに生命力を高める第一ステップが「ありがとう」の言葉の魔術なのです。

「ガンと言われて『ありがとう』なんて、言えるわきゃネェーだろう！」

これが、まあ、たいがいの患者さんたちのホンネでしょう。しかし無理してでも「ありがとう……」と〝心〟の中で唱えると、素晴らしいご褒美《ほうび》がもらえる。そうなると、言わなきゃ、損です。ご褒美《ほうび》とは、「ありがとう」「ありがとう」……と心の中で唱えるたびに、体内のガンと闘うNK細胞が、言葉を〝栄養〟にグングン増殖していくのです。

●「快感」を栄養に増えるNK細胞

NK細胞を増やすには、一にも二にも快適な心身状態――。

「快適に生きてたらガン細胞は消えていっちゃうんだよ……」

これは安保教授の至言。NK細胞は快感も〝栄養〟に増殖する。快感ホルモン、エンドルフィンはNK細胞の〝エサ〟と呼ばれます。増殖したNK細胞は体内をパトロールしてガン細胞を発見すると総攻撃！　顕微鏡観察した実際にガン細胞を攻撃するさまは、圧巻。上下から自分の四倍くらいの大きなガン細胞に積極的に喰《くら》いつく。細胞膜を噛み破り、中にガン細胞を殺す三種類の毒性たんぱく質を注入する。ガン細胞はたちまち〝即死〟。頼もしいＮＫ細胞の兵士たちは、次ぎなる標的を求めて体内パトロールの任務に戻る。

やっつけられたガン細胞の死骸は、速やかに酵素で分解されて尿から排泄されます。

繰り返し強調しますが、これがガン自然退縮のメカニズムです。

ガン腫瘍の退縮、完治は一にも二にもＮＫ細胞数と活性度にかかっています。それは三時間笑っただけで六倍にも増加することも判明。「笑う」とは、快感の極致。つまり、体と心に心地好いことは必ずＮＫ細胞を増やす。逆に「不安」「緊張」「恐怖」は、交感神経を緊張させ、ＮＫ細胞を減らす。ＮＫ細胞が減少すると、反比例してガン細胞は増殖する。

これは、子どもでもわかるリクツ。だからガン細胞をやっつけるイロハは、「不安」「緊張」「恐怖」から、心身を解放することです。それは「安心」「快感」「平穏」の状態に心を持っていくことです。その入口が「ありがとう……」の一言なのです。

●「治る」と気づけば治る……（川竹文夫氏）

「ガンの患者学研究所」代表、川竹文夫氏は、強調する。

「治らない」という信念では、まさに〝治らない〟のだ。

「治る」と気づけば治る。「治らない」と思えば、治らない――。

まるで禅問答だが、まさに、そのとおり。ガンが治る、治らないは、それこそ〝心〟の問題なのです。

自らもガン患者であった川竹氏が、同研究所を発足させるきっかけとなったのも、天啓のひらめき。

「……ガンが治りにくいのは『治らないものだ』という、誤った信念のため！」

かれは現代ガン治療の絶望を見事に喝破《かっぱ》しました。

●生き方を変えるとガンは治る

気功や食事療法でガン治療に大きな成果をあげている矢山医師（前出）。佐賀市で代替療法クリニックを運営しています。かれは九大医学部在学中に、池見酉次郎《いけみゆうじろう》教授の心療内科の講義を受けました。

そこで「ガンが自然に消えていく」という臨床報告に感激。池見教授の後を追った。

「先生！　ガンが完全に消えるんやったら内科も外科も、いらんとやないですか！」

若き医学生の熱意に、池見博士は苦笑まじりにこう答えたという。

「いや……君ね、これは、実存的変容を伴わないと無理なんだよ……」

「それは、何ですか？」

「人生が全部変わることだよ」

つまり、生き方が変わらないと、ガンは治らない——。

郵便はがき

料金受取人払郵便

神田局
承認

1163

差出有効期間
2025年10月
31日まで

101－8791

507

東京都千代田区西神田
2-5-11出版輸送ビル2F

㈱花伝社 行

ふりがな
お名前

お電話

ご住所（〒　　　　　　　）
（送り先）

◎新しい読者をご紹介ください。

ふりがな
お名前

お電話

ご住所（〒　　　　　　　）
（送り先）

愛読者カード

このたびは小社の本をお買い上げ頂き、ありがとうございます。今後の企画の参考とさせて頂きますのでお手数ですが、ご記入の上お送り下さい。

書 名

本書についてのご感想をお聞かせ下さい。また、今後の出版物についてのご意見などを、お寄せ下さい。

◎購読注文書◎

ご注文日　　年　　月　　日

書　　名	冊　数

代金は本の発送の際、振替用紙を同封いたしますのでそちらにてお支払いください。
なおご注文は TEL03-3263-3813 FAX03-3239-8272
また、花伝社オンラインショップ https://kadensha.thebase.in/
でも受け付けております。（送料無料）

矢山医師は回顧する。「それは病は気から。すべての病気に言えることです」。その真実をかれは、その後、医師として体験する。かれは佐賀県立病院で外科次長にまで出世し、そのメスさばきは神の手とすら呼ばれた。

そのかれが、一〇年ほど前にメスを捨てた。なぜか？

「なんぼ、切っても切ってもガンは治らん。治ったように見えても、またガンは出てくる」とかれは首を振る。さらに化学療法にも絶望した。「ありとあらゆる抗ガン剤も使ったけど治らない」。かれは、こう言い切ります。「抗ガン剤で治った例があったら教えてください。一例もないはずです」。

●抗ガン剤で治るガン患者はゼロ……！

千葉県セントマーガレット病院の酒向《さこう》猛医師（外科医、当時）も同じ悩みを吐露する。

「これまで二〇〇〇例以上、執刀し、胃ガンは三〇〇例は手術してきました。しかし、残念ながら、抗ガン剤で治ったケースはゼロ。多少の延命効果があるくらいです」。かれは付け足した。「船瀬さんの指摘通りです」。私が『抗ガン剤で殺される』（花伝社）などで告発した事実をかれは裏付ける。しかし医療現場で「使いまくっている」抗ガン剤で「治った例ゼロ」という現場医師の証言……。改めて現代医療の絶望の深さを感じる。「ガンは、はじめから全身病なのです。〝気〟〝血〟〝動〟の三調和の乱れが原因です」と酒向医師。かれの苦悩に、耳を傾ける。

「……現実、病院に来る患者さんは、こう必死で頼んできます。『できるだけいいガイドライン治療をして下さい！』『いい先生をお願いします！』。そんな方に、こちらが『いい代替療法があります。抗ガン剤やめて、こちらにしなさい』と言って、もし患者が亡くなったら、訴えられます。だから『あなたの選択で……』と言わざるを得ない」

〝効かない〟抗ガン剤を止めさせたら訴えられる。笑えないブラックな話です。

●病院、軍隊、警察の多い国は不幸

酒向医師にとって天啓のようなひらめきとなったのが、川竹氏との出会い。かれは患者の理解を得るために自費出版で、自分でできるガン治療について本をまとめました。タイトル『癌を克服するために』。かれは断言する。

「今のマスコミに報道される現代医療の〝ガンに効いた〟というさまざまな治験報道は、まさに大本営発表……ほとんど嘘《うそ》です」

なるほど――。それにしても最近マスコミで見聞するガン治療〝成果〟はショボイ。「新しい抗ガン剤Bで二か月の延命効果」……などなど。それも、古い抗ガン剤Aで平均四か月で〝殺して〟いたものが、Bでは六か月に延びただけ。抗ガン剤で〝殺している〟ことに、変わりはない。

酒向医師は「ガンの患者学研究所」主宰の「日本ウェラー・ザン・ウェル学会」に新たに理事として参加。また、一人の医師の真理への旅立ちが始まりました。かれの一言が忘れがたい。

「……病院、軍隊、警察のたくさんある国は不幸だと思います」

ガン患者八割、約二六万人を毎年〝虐殺〟している病院群に満ち満ちている日本というクニもまた、不幸というしかありません。患者も、そして、医師たちですら悲しい〝犠牲者〟といえます。

●ガン心理療法（サイコオンコロジー）

「ありがとう……」↓「快」情報↓エンドルフィン増↓NK細胞増加↓ガン退縮↓ガン完治……。

つまり、「ありがとう」という感謝の心でガンが治る。この現象は、世界の医学界でも理論的に認知されています。そして、心をコントロールすることで、ガンを治癒する――という治療方法が具体的に確立されているのです。それがガンの心理療法（サイコオンコロジー）。

性格によってガン死亡率に七七倍も大差がある……。衝撃的な研究報告で知られるのが英国ロンドン大学名誉教授アイゼンク博士「性格を変えたらガンは一〇分の一以下に！」。これは「性格」と「ガン死」との明確な相関関係を示します。

●孤独タイプは死亡率三・五倍

引きこもる孤独タイプは、死亡率三・五倍……というショッキングな報告もあります。

①配偶者、恋人がいない、②親友がいない、③社会から孤立感――そんな孤独生活は血圧を高くし、睡眠を妨げる。その「孤独ストレスは、喫煙の害に匹敵するほど有害」とシカゴ大学の研究者は警告。プリンストン大学の報告では、日本人で一生独身だったり、離婚、死別した場合、配偶者のある場合にくらべて死亡率三・五倍だった。これは悲しい。友達つくろう！恋人つくろう！　そこでも「ありがとう」マジックがはたらく。

「ありがとう……」の一言は、まさに「性格」を変える魔法の言葉なのです。

「ありがとう」と言えば、ガンは消えていく。「笑い」と同様、タダで、お金もかからず、痛くも痒《かゆ》くもない。副作用ゼロでガンが治っちゃう。苦しい抗ガン剤、辛い放射線、痛い手術……と、どっちを選びます？

「ありがとう」でガンが治るなら、お安いもの。百回でも二百回でも言おうじゃないですか！

●「気」の効果は医学的に立証

矢山医師は「ありがとう」「感謝します」の魔法の言葉が、からだに具体的ないい影響を及ぼすことを「筋力テスト」（キネシオロジー）で立証しています（図B）。

■だれでもできる医学実験。みんなで試してみよう

図Ｂ

矢　山　今度押し上げると、すごく力が入って腕が下がりません。
五日市　うーん、ほんとうだ。

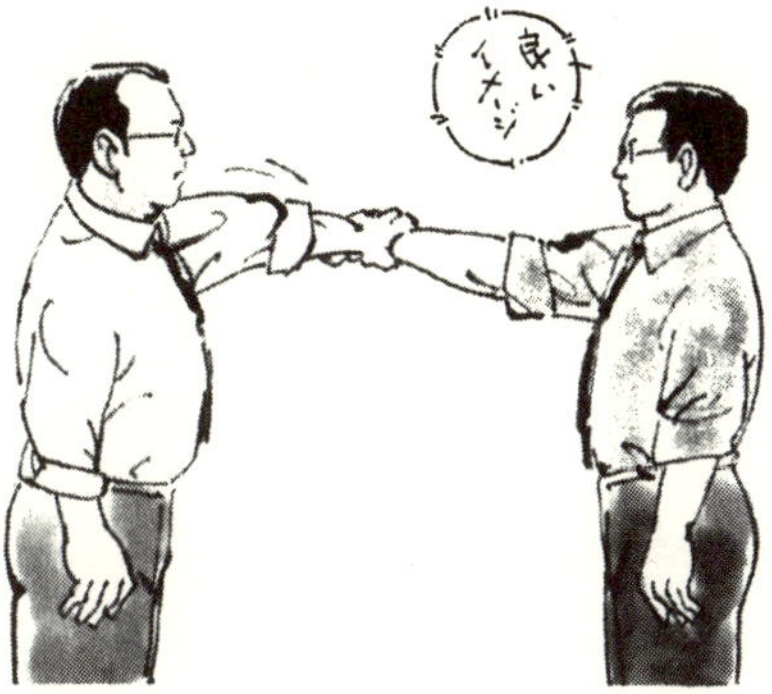

出典：『運命が変わる　未来を変える』（五日市剛・矢山利彦著、ビジネス社）

「すごく感謝している」ことやひとのことを思い起こすと、上げた腕が押さえても下がらない。

つぎに「マイナスイメージ」「良くなかったこと」では腕が呆気なく下がる。びっくりするほどの差に驚きます。これは人差し指と親指で行うＯリングテストに通じる。それを、さらに分かりやすくしたものが、この腕のテスト。これは、〝魔法の言葉〟理論が、生理学的に立証されたことを意味します。矢山医師は「〝気〟の研究で人体に与える影響は明らかになってきた」といいます。気という生体エネルギーは「からだに現れる現象と密接につながっている」という（次頁図Ｃ）。

つまりプラスの気は、①筋肉を柔らかくし、②筋力は増強、③呼吸は楽に、④血流は増大、⑤痛みは減少、⑦脳波はα波とθ波――。

最近の脳科学は、これらの神秘を解明しています。

■「気分」がいい……生理的に証明される

図C　気が人体に与える効果

	筋肉	筋力	呼吸	血流	痛み	脳波
気 ⇧	柔	増強	楽	⇧	⇩	α−θ
気 ⇩	硬	減弱	詰まる	⇩	⇧	β

気が高まったときは筋肉が柔らかく、筋力も強くなる。
気が減弱したときは筋肉は硬くなり、筋力も弱くなる。

出典：『運命が変わる　未来を変える』（五日市剛・矢山利彦著、ビジネス社）

「……知覚情報は、情報を調整する大脳辺縁系への入口にあたる扁桃体《へんとうたい》へ伝えられ、扁桃体《へんとうたい》は記憶情報を使いながら、各刺激に対してどのように感情的に反応すべきか決めます。このとき『不快』と扁桃体《へんとうたい》が判断したときは、すぐ側にある自律神経の中枢の視床下部に刺激が伝わり心拍数が上昇したり、血管が収縮したり、血糖が上昇するといった交感神経緊張の反応が生じます」（矢山医師）

つまり「好き」と思えば「快感」――。「嫌い」なら「不快感」と体の反応は一八〇度ちがってしまう。「ありがとう」はそのスイッチを「快感」に切り替える魔法のボタンなのです。これは他でも立証されています。

「イメージは現実化する」（ナポレオン・ヒル成功法則）。さらに「心は体の設計図」（川竹理論）。「笑い（プラス感情）で遺伝子はスイッチ・オンされる」（筑波大名誉教授・村上理論）。

……ならば、「ありがとう」の一言は医学的治療の第一歩なのです。

第8章 「自然住宅療法」：ガンを癒《いや》す「家」に住もう！

――化学建材・電磁波・コンクリートはガンのもと

* 「医食住」、住まいは健康に不可欠
* 新築で病気になる〝ジックハウス〟
* 建築とは「生命の〝容れ物〟である」
* 生命と建築を融合〝バウビオロギー〟
* 化学物質、コンクリ、電磁波は危険
* 「天然素材の家」はガンを防ぎ癒《いや》す

●無機、化学建材で〝シックスクール〟

「衣食住」より「医食住」――。

さいきん、住まいが健康に与える影響がようやく見直されてきました。

その走りは、一九七〇年代のヨーロッパ。当時、欧州の学校も荒れていました。子どもたちの校内暴力などなど。専門家は、児童や生徒たちが精神的に荒れる理由を、客観的に検討しました。そして、次の結論にいたったのです。

「コンクリートやガラス、鉄など無機的な建材や化学物質を揮発させる化学建材が子どもたちを落ち着かないものにしている」

そこで、研究者たちは、この学校建築がひきがねになって生じる児童や生徒、学生そして教職員に発生する心身の異常を〝シックスクール〟と命名。そこで建築家たちは深く反省したのです。無機的な建材、化学建材は、その建物で学ぶ子どもたちに行動や生理異常をひきおこす。以来、できるだけ自然な建材を学校建築に用いることがヨーロッパでは常識となっています。

この動きは、なぜか日本の建築界には、まったく伝えられませんでした。日本は〝情報鎖国〟状態にあったのです。

●新築で病気になる！〝シックハウス〟

この七〇年代は、まさにエコロジー（生態学）が世界で初めて注目を集めたときでもありました。民間研究団体ローマクラブが『成長の限界』という警告リポートを発表。「大量生産、大量消費至上主義の経済はいずれ破綻する」と警鐘を鳴らしたのです。

当時、学生だったわたしも、おおいにこのリポートには影響を受けたものです。

やはり西ドイツを中心に「近代的住宅に住んでいるひとほど体調が悪い」という不思議な現象が社会問題になっていました。

戦前からの昔ながらの民家に住んでいる家族はなんともない。なのに新築で暮らす家族は、頭痛や目の充血、ぜんそく、アレルギー、不安感、倦怠感などに悩まされる。

そこから違うのがドイツ人。かれらは新築住宅を構成するあらゆる素材をチェックしました。そして、新築住宅は多くが石油化学製品でできており、これら新建材から有害な揮発性有機化合物（ＶＯＣ）が蒸発して、室内に漂い「住民の健康を蝕んでいる」と結論づけたのです。つまり「家が原因で住民は、深刻な病気になっていた……！」。

そこで、この病気は〝シックハウス〟と呼ばれるようになりました。同じ症状が、こんどはオフィスで働くひとたちにも、見られました。職場のビルにいると具合が悪くなる。呼吸困難、ぜんそく、頭痛、冷え性、イライラ……症状はさまざま。これも研究者たちの徹底した追及で、やはり〝シックハウス〟と同じ原因物質がビル内部にも漂っていることが判明。そこで、これら職場での健康障害は〝シックビル〟と呼ばれています。

●「建築学そのものがまちがっていた！」

しかし、〝スクール〟や〝ハウス〟や〝ビル〟で、揃《そろ》いもそろって人間が不健康になるなんて、変な話です。日本人なら「変だよなあ」で、終わってしまうかもしれません。

しかし、科学先進国のドイツは違っていた。かれらは「これらに共通するのは〝建築〟だ。学校、家、ビルを構成している近代建築は、根本的に誤っているのではないか？」という疑問にいたったのです。そこで、伝統を否定したモダン建築を解体・解析した結果、それは「生命活動には、あまりに不向きである」という結論に到達しました。

「建築学そのものがまちがっていた！」——凄い反省だと思います。

しかし、これこそ学究精神というものでしょう。

「建築とは、ただデザインや外観にこだわるだけでは、まちがっている。建築の本来の目的は、人間という生命体を包み込むものだ」

深く反省した建築家たちは、自然界に目を向けました。

そこには、野生生物たちの各々の〝家〟がありました。

●安息の場……生物の〝巣〟に学ぶ

つまり〝巣〟です。昆虫や、鳥や、獣たちの安息の場……。たとえはビーバーの巣一つを見ても、驚嘆する工夫と外敵からの防御が配慮されています。砂漠の蟻塚《ありづか》やミツバチの巣。むろん、かれらは設計図を描けるわけでもなく、まったく〝本能〟の命ずるままに、快適で、安全で、もっとも合理的な〝家〟をつくりあげていたのです。

『設計家のいない建築』という伝説の名著があるそうです。

建築学の本かと思えば、それはナント自然界のこれら驚嘆する合理性を秘めた〝巣〟を紹介したもの。それは……真の建築には、建築家は要らない……というアイロニー（皮肉）まで突きつけています。

自然界の〝巣〟に学んだことは「建築と生命とは不可分」である。「建築は生命の容れ物である」という真理です。建築は、建築自体が目的であってはならない。目的は、そこに住む人間なのだ。家族なのだ。その点、建築至上主義に陥っていた近代建築学は、根本的に誤っていました。

●〝バウビオロギー〟（建築生命学）

そこで、ドイツを中心に、生命と建築を融合させた新しい建築学が提唱されました。それが〝バウビオロギー〟（建築生命学）です。

これは、近代思想の流れからも画期的な出来事だと思います。近代とは合理主義を求める思想です。よって、伝統的、古典的なものは〝合理的ではない〟と退《しりぞ》けられてきたのです。しかし、エコロジー（生態学）の台頭によって、近代が否定した伝統主義の中に、きわめて自然と調和する叡智《えいち》が秘められていることが判ってきたのです。

逆に科学主義、合理主義……一辺倒の近代思想に、生命現象や自然現象を無視した独り善《よ》がりの暴力的側面があることが次第に判ってきました。なぜなら、近代科学を裏で支えたのは近代資本だったからです。経済至上主義つまりカネ儲け主義は、自然も健康も生命の尊厳すら、配慮しません。誤っていたのは近代主義（モダニズム）の方でした。

一九七〇年代のドイツに芽を吹いた〝バウビオロギー〟は、エコロジー運動とともに、世界の建築の流れを次第に変えていきました。

●自然建築運動リーダー故・高橋元

この〝バウビオロギー〟を日本に紹介した一人の建築家がいます。かの地ドイツに留学していた故・高橋元さんです。名著『エコロジー建築』（青土社）を世に問い、かれは日本の自然建築運動のリーダー的存在でした。NGO〝ひと・環境計画〟を興《おこ》し、自然な建材と建築思想の普及に、人生を捧げました。わたしが消費者運動から建築批評の世界に足を踏み入れるに当たって、適切な助言を与えてくれた偉大で優しい兄貴分。日本の自然住宅を志す若者たちにとって、そんな頼もしい存在だったのです。しかし、五〇代半ばでガンに冒され急逝。日本の建築界は貴重な羅針盤を失いました。残念でなりません。

その元さんが、わたしにテキストとして読むように勧めてくれた三冊の本。それはアメリカの自然建築運動リーダー、デヴィッド・ピアソンが著《あらわ》した『ナチュラル・ハウス』『ナチュラル・ガーデン』そして『ヒーリング・アーキテクチャー（癒しの建築）』（産調出版）。いずれもカラーグラビア判で、美しい写真や図版で満たされています。

●建築は〝癒《いや》し〟〝祈り〟に向かう

元さんは、豊かな髭をほころばしながら「建築はね、ナチュラル（自然）からヒーリング（癒《いや》し）に向かうんだよ」とニッコリ深くうなずいた。〝ヒーリング・アーキテクチャー〟それは、わたしの胸に深い感銘を与えた。そうか、建物は最終的に人間を癒《いや》すためにあるんだな……。元さんは、さらに深くうなずきながら、こう付け加えた。「そしてね……最後は、建築は魂（たましい）の祈りの場となる……」。

この言葉にも、深い啓示を受けました。

つまり、建築の最終目的は、人間のスピリチュアル（精神的）な世界との調和だったのです。極限すれば「宇宙との対話の場」です。

「祈りは、魂（たましい）の呼吸である」という名言があります。

東洋思想でいう「悟り」とは……大我（宇宙）と小我（自己）との合一である……。元さんは「建築こそ宇宙と自己を結ぶ〝場〟でなければならない」と言っているわけで、凄《すご》いひとだな、と感服しました。

哲学的にも、非常に高みにいた建築家でした。その視点から見れば、日本の寺社仏閣や西欧のキリスト教会、さらにイスラムのモスクなど、建築は古来より〝神との対話〟の場として、機能してきたことに気づくのです。

建築とは、たかが家、たかがビルとはいえないものです。このことを、深く、ご理解いただけたと思います。

●「ガンを起こす」五つの原因

さて、ふりかえって日本の建築――。

これを語るのは辛い。高橋元さんが日本に〝バウビオロギー〟を紹介した……。この事実を日本のマスコミは、いっさい無視してきた。だから日本でシックハウスが社会問題となったのはヨーロッパから遅れること三〇年後。巨大スポンサー建築業界がマスコミに圧力をかけたのです。日本に報道の自由がある……などとかんちがいしてはいけません。この情報統制は、さらに酷《ひど》くなるでしょう。

「現代人は、なぜキレる」のか？　ムカつく、キレる……衝動暴力、いじめ、自殺の原因として「心を狂わせる」五つの原因があります。

①食べ物（低血糖症）

②化学物質（発達障害・過敏症）
③コンクリート建築（冷輻射）
④電磁波（発達障害・過敏症）
⑤心のもち方（性格・人間関係）

これらをナチュラルにすれば、不安も怒りも消えていく。皮肉なことに、「心を狂わせる」五つの原因は、「ガンを起こす」五つの原因でもある。

とくに住宅や建築は②から⑤にまで関係しています。〝バウビオロギー〟を思い出してください。生命と調和した建築にすれば、これら問題も解決していくのです。

●ハウス・メーカーでは絶対建てるな！

まず、建ててはいけない住宅――。それは、まず大手ハウス・メーカーの家。テレビの巧みなCMに騙されてはいけません。積水ハウスの〝シャーウッド〟をじっさいに見て絶句。まるでバラックです。これらハウス・メーカーは価格の約六割は本社のフトコロに入るそうです。五〇〇〇万円払って二〇〇〇万円の家しか建たない。バカバカしさに気づくべき。そしてビニールをはじめ化学建材だらけ。戦後プレハブ住宅から始まった〝化学住宅〟のルーツは石油です。敗戦国ニッポンを支配したのは石油メジャー。かれらは「日本人に木で家を建てさせるな！〝石油〟で家を建てさせろ！」という占領政策を貫いた。つまり、石油化学工業のため、はやくいえば――「プラスティックで家を建てろ！」と強要してきたのです。

●建築に四五九種類もの化学物質……

これらハウス・メーカーの親会社には、みんな〝化〟の字がついています。積水化学、旭化成、住友化学……などなど。人工化学物質は、本質的に人体には生理的毒物。生命にとって異物ですから、体内に入れば異常反応がおきるのは当然なのです。

『建築に使われる化学物質事典』（風土社）という本があります。なんと、建築には四五九種類もの化学物質が使われている。その「毒性事典」をめくると、多くの建築用の化学物質に「発ガン性」「中枢神経毒性」などがあることに驚きます。それが堂々と〝生命《いのち》の容れ物〟に使われている。正気の沙汰とは、思えません。

ハウス・メーカー、建売住宅は、ほとんどこれら有毒化学物質だらけ。だから家を建てるなら自然住宅の建築で信頼のできる工務店、大工さんに頼むべきです。

●「住」を忘れた健康法は無意味

化学物質の害は、図A、Bで示しておきます。

大半が「心を狂わせ」「ガンを起こす」。だから、ガン予防のイロハは、化学物質を使わない自然住宅に住むこと。ところが自然食などにこだわっているひとも、住宅には無頓着な方

図A　気づかないうちに「あなたに家に殺される」

	自覚しやすい症状	自覚しにくい症状
短期的症状	頭痛　目のチカチカ　目の痛み　吐き気　息苦しい　じんましん　鼻炎　呼吸器系の症状　めまい　肩こり　下痢　皮膚炎　子供のアトピー　慢性疲労　腰痛	集中力がない　計算間違いが多くなる　もの忘れが多くなる　不安が強くなる　多汗　不眠　悪夢　情緒不安定　疲労　視野が暗くなる
長期的症状	ぜんそく　花粉症　口内炎　アトピー　老化現象（白髪・抜け毛）　慢性疲労　自律神経異常　視野狭窄　視力の低下　冷え性　食欲不振　うつ症	思考力の低下　意志が弱くなる　判断力の低下　無気力　関節炎　リューマチ　自己免疫疾患　不定愁訴　流産　奇形児　ガン　精子の減少　不妊

図Ｂ　有毒化学物質漬けの現代住宅は、恐ろしい“毒の館”　建材と化学物質が人体にあたえる影響

化学物質	使用されている建材	人体への影響（毒性・症状など）	使用される薬剤名
ホルムアルデヒド	合板　壁紙　建築用接着剤　壁紙の接着剤	発ガン性　発ガン促進作用　アトピー　ぜんそく　アレルギー	ホルマリン
有機リン系化学物質	壁紙の難燃剤　シロアリ駆除剤　畳の防ダニ加工　合板の防虫剤	発ガン性　変異原性　急性毒性　慢性毒性　遅発性神経毒性　接触毒性　頭痛　全身倦怠感　胸部圧迫感　発汗　流涎　下痢　筋萎縮　意識混濁　視力低下　縮瞳　神経毒性	フェニトロチオン　フェンチオン　S−421クロルピリホスホキシム　リン酸トリクシル　リン酸トリエステル類
有機溶剤	塗料　接着剤　シロアリ駆除剤の溶剤　ビニールクロス	発ガン性　変異原性　麻酔作用　頭痛　めまい　中毒　目・鼻・喉への刺激　吐き気　皮膚炎　高濃度で興奮　麻酔作用　中枢神経系障害	酢酸ブチル　トルエン　キシレン　デカン　アセトン　他
フタル酸化合物	壁紙の可塑剤　塗料	発ガン性　ホルモン異常　生殖異常　催奇形性　中枢神経障害　胃腸障害　細胞毒性　麻痺　下痢　嘔吐	DOP（DOHP）　DBP　BBP
有機塩素化合物（ダイオキシンを発生させる）	ビニール壁紙の素材	脳腫瘍　肝臓ガン　肺ガン　乳ガン　めまい　リンパ腫　肝血管肉腫　手足の灼熱感	モノ塩化ビニル
	合板の防虫剤　防腐処理木材	腫瘍　白血病　胎児の奇形　皮膚障害　肝臓障害　食欲不振　多量発汗　不眠　倦怠感　関節痛	ペンタクロロフェノール　他

出典：『住まいの汚染度完全チェック』（能登春男・能登あきこ 著、情報センター出版局）

が多い。「食べ物は全部、無農薬、無添加なのにアトピーやぜんそくがひどいの……」と嘆く。「どこに住んでいるの？」と聞いたら「セキスイハウス」。これじゃ、洒落にもなりません。〝美草《みぐさ》〟などという商品名で騙《だま》してビニール表の偽畳《にせたたみ》を敷き詰める会社。それがセキスイハウスなのです。他の大手ハウス・メーカーも大同小異。まず、自然住宅作りのスタートはＣＭ呪縛からの自己解放です。

新築住宅や新築リフォームのマンションなどには、まず数百種の有毒化学物質が漂っています。これらは〝毒の館《やかた》〟です。

わたしは自然住宅に住んでいるため、これらの微かな臭いにも過敏で、一呼吸しただけでアタマが痛くなる。これを世間で化学物質過敏症と呼びますがとんでもない。一〇人に一人、わたしのように敏感に感じる方が、じつは正常なのです。残り九割は化学物質〝鈍感症〟という異常体質になっているのです。

●大半の住宅は〝発ガンハウス〟だ

人間の口から入る食べ物・飲み物は、平均で一日約二kg。ところが吸い込む空気の量は約一〇kgと五倍。食べ物などは腸管などから吸収され肝臓で解毒されます。しかし、空気内の化学物質は肺から吸収され直接、血流に侵入して全身をめぐります。空気から侵入する毒物のほうが身体に大きなダメージを与える。そして、ほとんどのメーカーハウスや建売住宅は〝毒まみれ〟。それは、まずシックハウス症候群で心身にストレスを与える。頭痛、イライラ、不安、倦怠感、不眠……などなど。発ガン物質に加え、それら身体的、精神的ストレスは、交感神経を緊張させガンを抑制する免疫細胞のリンパ球（NK細胞等）を減少させます。すると、もともと毎日、体内で数千個単位で産まれているガン細胞が急激に増殖を始める。なんのことはない。ツンツン、臭う家がガンの元凶となるのです。その意味で、日本の大半の家々は〝発ガンハウス〟です。

●団地、マンション族は九年早死に

コンクリート住宅も〝発ガンハウス〟です。「まさか……！」と絶句のマンションや団地住民のあなたは木造住宅より九年は早死にするかも……。島根大学総合理工学部の中尾哲也教授の研究は衝撃的です。団地やマンションなどコンクリート住宅に住んでいるひとの平均死亡年齢を調べてみると木造住宅より「九年も早く死んでいた」のです（拙著『コンクリート住宅は9年早死にする』リヨン社、参照）。

ネズミをコンクリート製の巣箱で育てると九三％が死んでしまいます。木製巣箱の六倍以上もバタバタと死ぬ。コンクリートから体熱を奪われることで起きる悲劇です。冷たいコンクリート壁面、床面は住んでいるひとの体熱を奪う。冷輻射という現象です。体温を奪われると免疫系、神経系、ホルモン系……すべてが弱り、感染症やガンなどにかかりやすくなる。つま

■生存率「木の巣箱」85%、「コンクリート」7%…！

図C　飼育箱の素材別、ネズミの生存率比較実験（静岡大学）

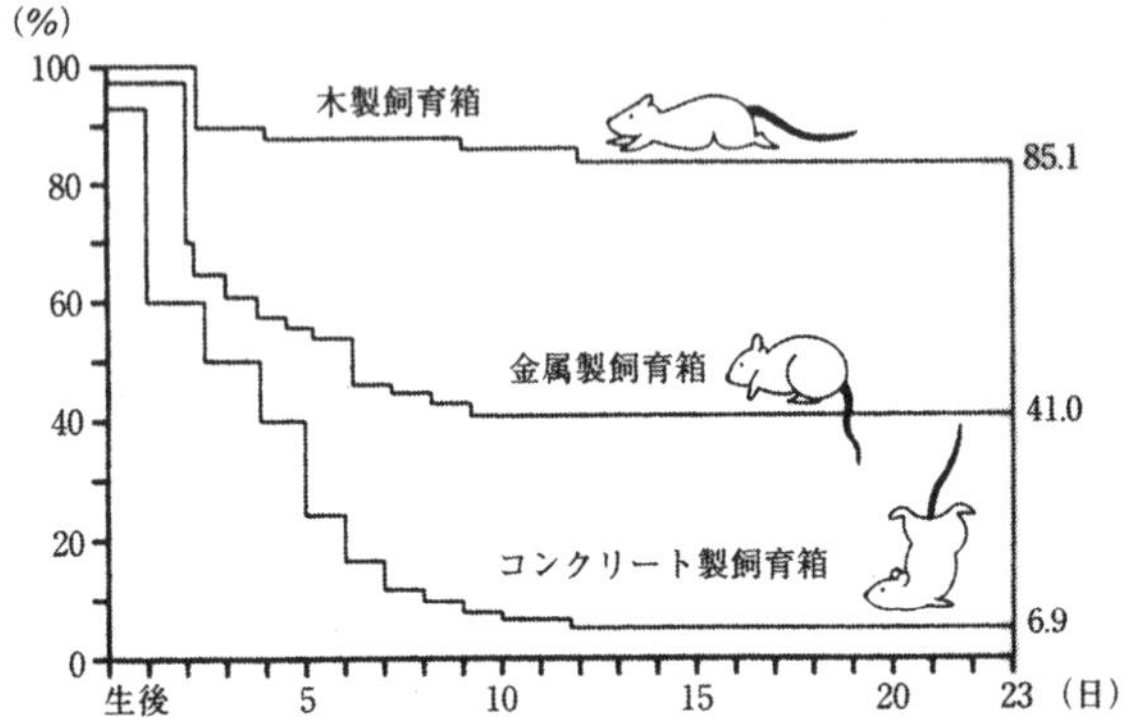

出典：『木材は環境と健康を守る』（有馬孝禮編著、産調出版）

りコンクリートの建物に住んでいるだけでガンにかかりやすい体質になる。建築ストレスの恐ろしさです。ちなみに冷輻射はコンクリート面からだけではありません。冷たい窓ガラスも体熱を奪う。二重ペアガラスにするだけで、冷たい外気による冷輻射は相当防げます（図C、D、E）。

●電磁波はガンをつくり心を狂わせる

建築ストレスの三番目の恐怖は電磁波です。発ガン性、催奇形性、遺伝毒性があり、さらに精神を狂わせます。いわゆる電磁波過敏症……。これも化学物質過敏症と同じ。何も感じないひとが、じつは異常なのです。ちなみに政府は、地球がひっくり返っても電磁波の有害性は認めません。送電線下で被曝《ひばく》している人達への国家賠償額だけで一〇〇～二〇〇兆円にもたっするからです。電磁波を規制したら米軍、自衛隊等の近代兵器の戦

■内装をコンクリ面から木装に替えるだけで、すばらしい効果！

図D

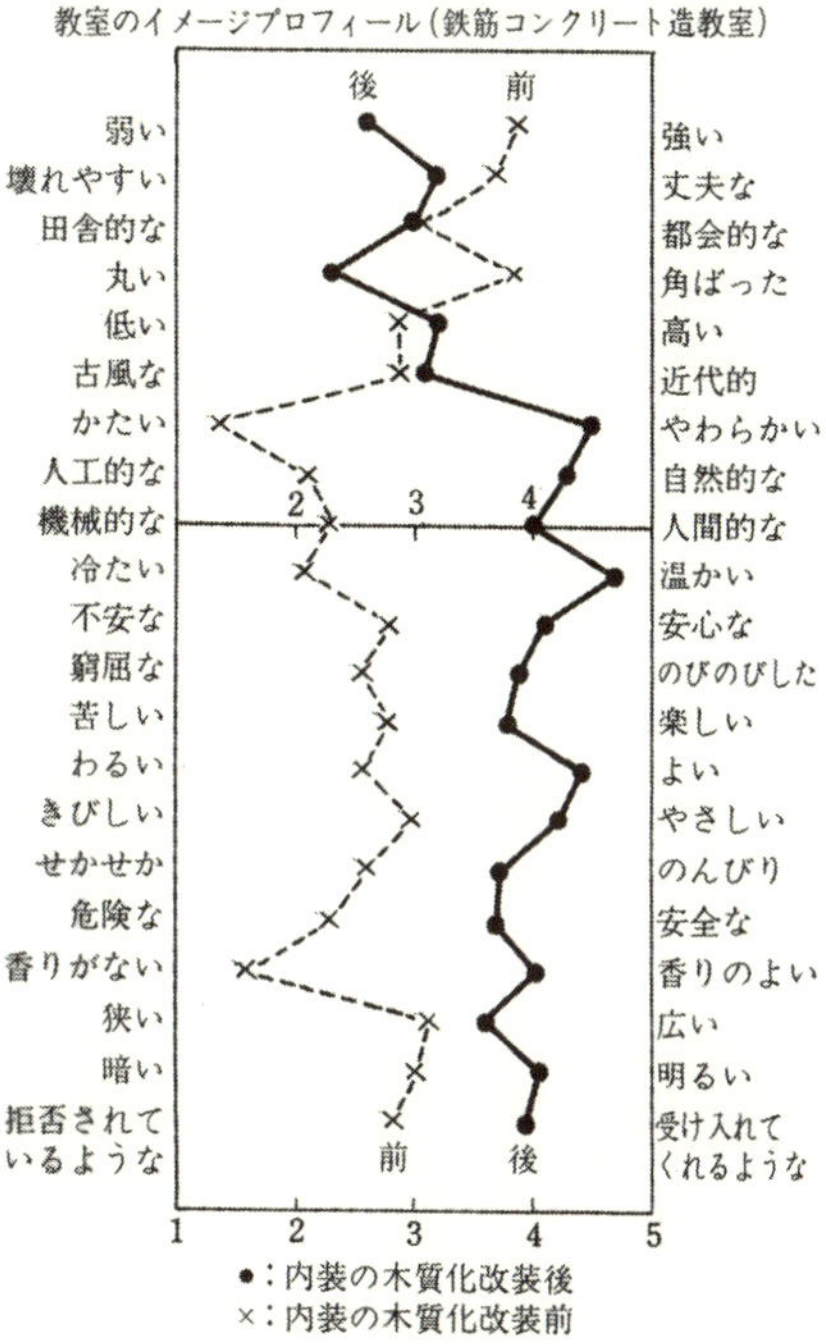

■鉄筋コンクリート校舎で、教師もイライラ、うつうつ、ぐったり……

図E

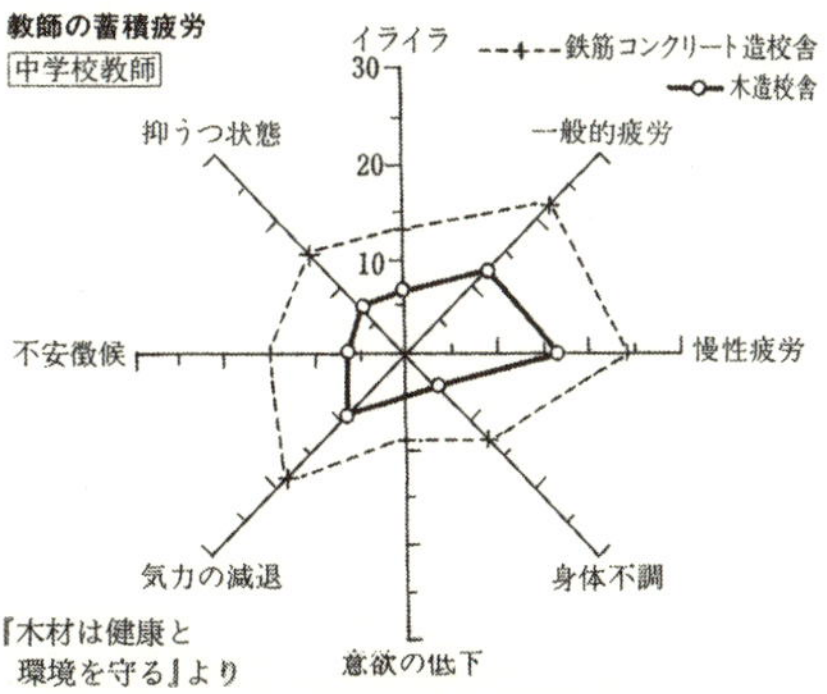

出典：『木材は環境と健康を守る』（有馬孝禮編著、産調出版）

闘能力は一〇分の一以下になるとも言われています。経済、軍事の両面から逆立ちしても認めない。それが〝国策〟なのです。ＩＨ調理器やホットカーペットなど電磁波被曝《ひばく》で国民がガンになって死んでも、クニはかまわない。どうせ国民はムシケラなのです……（水俣の悲劇をごらんなさい）。

それどころか年間約一五兆円ガン利権に群がるガンマフィアの中央司令本部が厚労省。かれらはガンが増えれば、願ったりかなったり。抗ガン剤などでガン患者の八割が毎年殺されているのに国民はまったく気づかない（拙著『抗ガン剤で殺される』花伝社、参照）。

電磁波の安全基準は、世界的権威ロバート・ベッカー博士（米ニューヨーク州立大学）が一ミリガウスを提唱しています。一ミリガウス以上の危険なホット・スポットに赤ちゃんを寝かせたり、長くいさせたりしてはいけません。一家に一台「電磁波測定器」を備えホット・スポットをチェックしましょう（図F、G）。

また、家を建てるときは電磁波の軽減工法を採用します。配線の工夫などで電磁波の害は激減させることも可能です。またホットカーペットなども電磁波フリー商品が市販されています。目に見えない発ガン原因、電磁波をかるくみると後悔します。

●「天然素材の家」はガンを防ぎ癒《いや》す

さて、こうして建築の問題点をみてきました。

■まず、子どもたちが電磁波の犠牲でガンになる……

図F　送電線の磁場強度と小児ガンの増加率
(1993年、オルセン博士ら)

ガンの種類	磁場強度	増加率(倍)
①白血病	1mG以上	1.0
	2.5mG以上	1.5
	4mG以上	6.0
②中枢神経腫瘍	1mG以上	1.0
	2.5mG以上	1.0
	4mG以上	6.0
③悪性リンパ腫	1mG以上	5.0
	2.5mG以上	5.0
	4mG以上	5.0
3　腫瘍合計	1mG以上	1.4
	2.5mG以上	1.5
	4mG以上	5.6

■北欧三か国合同の「ノルディック報告」

出典：『あぶない電磁波』(船瀬俊介著、三一新書)

図G　「子どもたちを救え」スウェーデン「慎重回避」の成果

	【得られた社会的利益】
〔例1〕1軒のアパート近くにある高圧送電線 影響を受けている300人の子ども。送電線の代わりに、道路に沿ったケーブル(電気絶縁物で覆った電線の束を鉛で外装したもの)に約1000万ドル(10億円)。	【$2500万(25億円)】
〔例2〕高圧線の下の託児所 影響を受けている40人の子ども。別の場所に新築に70万ドル(7000万円)。	【$1200万(12億円)】
〔例3〕学校の中にある変電所 75人の子どもが影響を受けていた(3クラス)。金属版で遮蔽するのに3万ドル(300万円)。	【$300万(3億円)】
〔例4〕1家庭に漂遊電流 1人の子ども。電流は簡単な対応策により除去された1000ドル(10万円)。	【$70万(7000万円)】
〔例5〕家がまばらな地域の高圧送電線 80kmの間にそれぞれ子ども1人いる1世帯住宅が70軒。回線にシールドを施すのに10万ドル(1000万円)。	【$6000万(60億円)】

(1ドル＝100円換算)　　(京大の荻野博士からの資料)

【　】内はこの回避によって逆に白血病にかからないとして得られた住民のコスト・ベネフィットを年数や避けるためにかかった費用に係数を掛けて計算されたもの。ドルは米$。(出典『ガウス通信』)

では――。理想の「ガンを癒《いや》す」家とは、どんなものでしょう？

それは木造りの家です。「休む」という字は「人」が「木」に寄り添っています。「木」には、明らかな〝癒《いや》し効果〟があります。木の「香り」「触感」「色合い」「木目」すべてに癒《いや》しの生理効果が医学的にも証明されています（図H、I、J）。

ストレスは、大きな発ガン原因ですが、木の家は、そのストレスを軽減してくれます。つまり発ガン原因をなくしてくれる。だから「木の家」はガンを「防ぎ」「癒《いや》す」のです。

九大大学院の綿貫《わたぬき》教授らは、熊本の天然スギで机、椅子を作り、中学校の生徒たちに三か月間クラスで使ってもらったところ、従来のパイプ合板机とパイプ椅子の生徒たちにくらべ、免疫力（免疫グロブリンA）が平均で二倍も増えていた！　木の香り、肌触りがいかに人間に生命力を賦活《ふかつ》するか。みごとに証明されました。また、コンクリート校舎の内側にスギ・ヒノキを貼る木装リフォームで、子どもたちのインフルエンザが一〇分の一に減ったという報告もあります。

●天然素材の氣エネルギーをいただく

さらに木は神秘的力も秘めています。それは、氣ネルギーを放射しているのです。樹齢数千年の巨樹も大地に根を張って生き続けています。寿命がたかだか百年の人間などチッポケな存在です。植物は宇宙から氣エネルギーを受けて、それを自らの生命エネルギーにしているので

■「血圧」「ストレス」「作業能率」……木材には不思議な効果がある

図H　タイワンヒノキ材油の吸入による血圧の低下

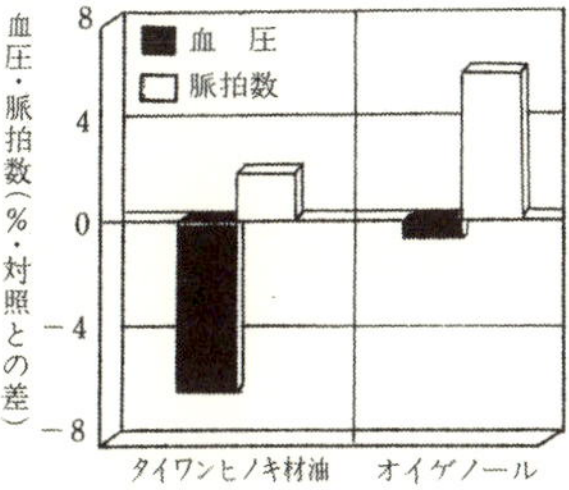

図Ｉ　木の香り（α-ピネン）は、ストレス反応を抑制する（ストレスで活性化する交感神経を抑制）

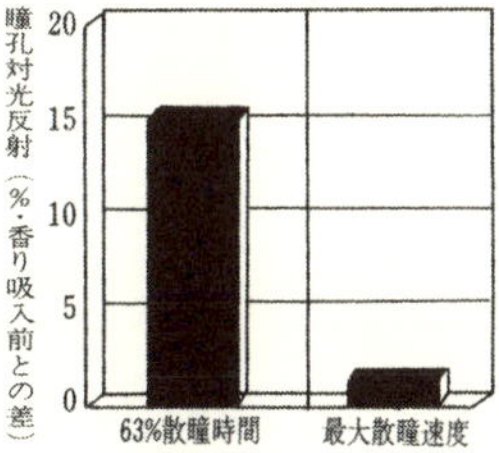

α-ピネンの吸入による63%散瞳時間の増加（交感神経活動の抑制）

図Ｊ　ヒノキの香り漂う室内では、作業能率は格段に向上する。タイワンヒノキ材油の吸収による作業能率の増加

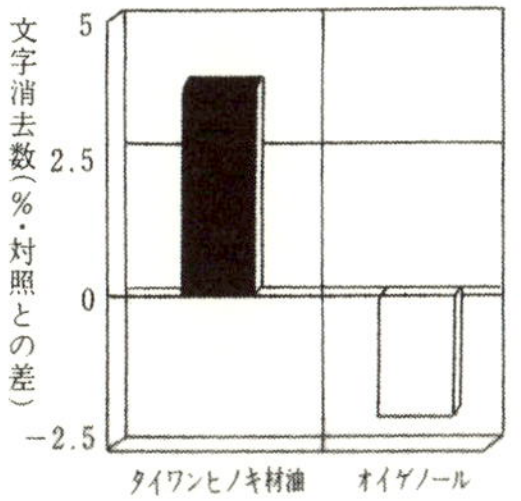

出典：『森の香り』（宮崎良文著、フレグランスジャーナル社）

しょう。「木の家に住む」ということは、その「エネルギーをいただく」ということなのです。

木だけでなく、大自然の天然素材には、すべてこの「氣エネルギーがある」とかんがえます。たとえば畳表のイグサ——。鎮静、抗菌、浄化、調湿、防音……その作用には驚嘆します。イグサ和紙にも、通常の壁紙の四倍もの揮発性有機化合物（VOC）浄化機能があるのです。五〇〇〇年余の歴史を誇る漆喰《しっくい》もそうです。室内の空気を浄化し、調湿し、住むひとの心身を癒《いや》します（拙著『漆喰復活』彩流社、参照）。

こうして木、土、石、植物……など天然素材には、大自然の秘められたパワーがこめられています。人工合成物質には太刀打ちできない〝奇跡〟の力というべきでしょう。

日本の住まいを建築を、そして病院を学校を、このような自然建材の癒《いや》しのエネルギーで満たしましょう。

第9章 「手当療法」：パスター・温湿布、家庭でできる
——からだの毒を出す手当て。病院でも採用すべし

＊ ガンは血液汚れ（毒）の〝浄化装置〟
＊ 『家庭でできる自然療法』のすすめ
＊ 「パスター療法」驚異の毒出し効果！
＊ こんにゃく、生姜《しょうが》の「温湿布療法」
＊ 製薬資本が根絶やしにした民間療法
＊ インテリほど信じられず悲劇の道へ

●ヨガとの出会いで知った真理

わたしは、二〇代半ばでヨガと出会いました。

この体験が、その後の人生に大きな影響を与えました。

出会ったのは世界的に著名な沖ヨガの指導者、沖導師（前出）。その風貌は端倪《たんげい》すべからぬ風格と威厳が漂い、前に単座すると本当に緊張しました。わたしは三島ヨガ道場で、最初にインタビューを許されたのですが、まさに緊張の極み。案内された先生の部屋は、ろうそくの炎の明かりの向こうに導師。「何か質問があるかね」と問われ、思わず「……〝信念〟とはいったい何でしょう？」と発すると「ふむ……」と一呼吸おいて「物事は、一応見えておるようだな」とうなずき「しかし、まだ色盲だッ！」には、うつむいてしまいました。横で案内役のジャージ姿の訓練生がほくそ笑む。すると「貴様らは、めくらだッ！」と大一喝。縮みいったその姿を思い出します。

沖ヨガとの出会いで「病気を治すことは、病院以外でも可能なのだ」ということを学びました。沖先生は、見かけはまるで織田信長のごとき裂帛《れっぱく》の気迫を周囲にまき散らしておられましたが、その心根は真に慈愛に満ちたかたでした。

●「IN　OUT　これが生命だ！」

沖先生が患者や訓練生を前に行った講和で、印象的なものがあります。

無言で黒板に大きく「ＩＮ　ＯＵＴ」と板書し、チョークで黒板を叩き腹の底から野太く一声。「これが、生命《いのち》だ！」。

「いいか。入れたら出せ。出したら入れろ」。つまり新陳代謝。われわれは、食事でもクスリでも、入れることばかり考えがち。しかし、沖先生は「入れる」ことと同じくらい「出す」ことが大切だ、と強調された。ナルホド……とうなずきました。

食事も、呼吸も、エネルギーも、心も、情報も……入れた分だけ、出さなければならない。つまり、生命とは身体という器（うつわ）を通過する〝流れ〟である。

つまり、この〝流れ〟が滞《とどこお》ることが、生命の異常……病気である……ということが、よく理解できました。「流れる水は腐らない」といわれます。逆に言えば「流れない水は腐る」。そこにはさまざまな腐敗菌が繁殖し、メタンガスや泡が浮いてくる。自然界の川の流れですら〝滞《とどこお》り〟は、腐敗を生む。ましてや、生命活動での〝滞《とどこお》り〟は、さまざまな疾病《しっぺい》を生み出すことは、一目瞭然です。消化器系なら消化不良、便秘、腸閉塞……。循環器系など狭心症、心筋梗塞、脳梗塞、脳出血などなど。

●パスター療法――毒出しの驚き効果

ガンという悪性腫瘍など、その〝滞《とどこお》り〟の代表格でしょう。

沖ヨガでは『求道実行《ぐどうじっこう》』という機関誌や沖先生の著作物などで、具体的な養生法、治療法なども指導していた。面白いのは、それらは全て古代から伝わる民間伝承医療であったこと。ヨガが五〇〇〇年以上も伝わる民衆の体験科学であることからも当然でしょう。その中に「手当法」が、いくつも解説されていました。

たとえば「里芋パスター」とか「豆腐パスター」などなど。パスターとは〝すりおろした〟ものの意味。つまりペーストと同義（「こねたものの意」「糊」「軟膏《なんこう》・泥剤」：『広辞苑』）。

「豆腐パスター」など半球状のキャベツに砕いた豆腐を入れ、そこに後頭部を浸けているイラスト。なんとも奇妙な図。正直「これで病気が治るのかな？」と不思議に思った。それでも「頭を浸けたら気持ちいいだろうな」と感覚的には理解できた。患部に当てたパスターは一定時間がたって外すと「色が変わり」「悪臭を放つ」。つまり患部の皮ふから体内の〝毒〟を吸い出している！　まさに「ＩＮ　ＯＵＴ」。民間医療の底力を目の当たりにした驚きを感じました。

●ガンは血液汚れ（毒）の〝浄化装置〟

「経皮毒」という言葉があります。皮ふは毒を吸収します。それと同様に、毒を排泄もするのです。

「ガンは血液の汚れ（毒）の〝浄化装置〟である」

これは自然医学の泰斗、森下敬一博士の至言。つまり「ガンは個別臓器の疾病《しっぺい》ではなく、全身病である」。これは食事療法の父、マックス・ゲルソン博士の名言。東西の自然医学の巨頭は互いにガンの本質を衝《つ》いています。それは、五〇〇〇年以上の歴史を持つヨガ理論と、まさに同一の真理を語っているのです。

「誤った食事などで汚れた血液は、そのまま放置すると腐敗《ふはい》し敗血症を起こし急死する。そこで、ガンが汚れた〝毒〟を自ら引き受け血液を浄化して宿主《しゅくしゅ》を延命化させているのだ」

つまり、ガンの〝ゴミ捨場〟理論。わたしは、この理論に目からウロコの思いがしました。自然界の出来事には、すべて理（ことわり）がある。ガンだって、できたくて、できているんじゃない。主人（宿主《しゅくしゅ》）を守るため、自ら犠牲になって〝毒〟を引き受けている。そう思うとガンが健気《けなげ》に、愛《いと》しく、思えてくる。

むろん、ガンになる前の臓器でも、炎症や腫れは毒素（体毒）の滞《とどこお》りが原因。やはり毒素を排出すれば、健康な臓器に戻るのです。

●『家庭でできる自然療法』のすすめ

そこで沖ヨガ理論の〝ＩＮ〟〝ＯＵＴ〟を思い起こします。

体外からまちがった食事という〝毒〟を〝ＩＮ〟している限り、ガンが治るはずがありません。〝ゴミ捨場〟はやむをえず大きくなるしかない。つまり〝ゴミ捨場〟を小さくするには〝ＩＮ〟を減らし、〝ＯＵＴ〟を増やす。

〝ＩＮ〟は、これまでに述べたマクロビオティック（玄米正食）あるいは断食などの食事療法。では〝ＯＵＴ〟は？　それは民間伝承の「手当療法」がベストです。

その具体的やりかたは――（『家庭でできる自然療法』東城百合子著、あなたと健康社より）

※まず事前の注意点

①手当ての前に、必ず排尿をしておく。

②食後の満腹時はさける。空腹時に行う。

③入浴は手当ての前に（血行が落ち着くまで三〇分～一時間はあける）。

■**芋パスター**：里芋の皮を厚くむく（うすいとカユクなる）。すりおろし、芋と同量の小麦粉、芋の一割のおろし生姜《しょうが》をまぜ、ねりあわせる。これを布（又は和紙）に厚さ約一cmにのばして包む。患部を生姜《しょうが》湯でむした後に貼る。四～五時間して、乾ききらないうちに外す。また生姜《しょうが》湯で患部を温めてから、また新しい芋パスターを貼る（熱をもっている場合は、温めずすぐパスターを貼る）（図Ａ）。

（カユイ人はジャガイモを代用）。ガンの他、腫れ物、内臓痛、ねんざ、リウマチ、神経痛など。とくに熱のある炎症に効く。

■**豆腐パスター**：豆腐を水きりし、よくつぶす。これに約一割おろし生姜《しょうが》をまぜ、つなぎに小麦粉をまぜ、水がたれないくらいに。それを二cmくらいの厚さに木綿の布（又は重ねたガー

■どんな家でも、だれでもできて気持ちいい

図A

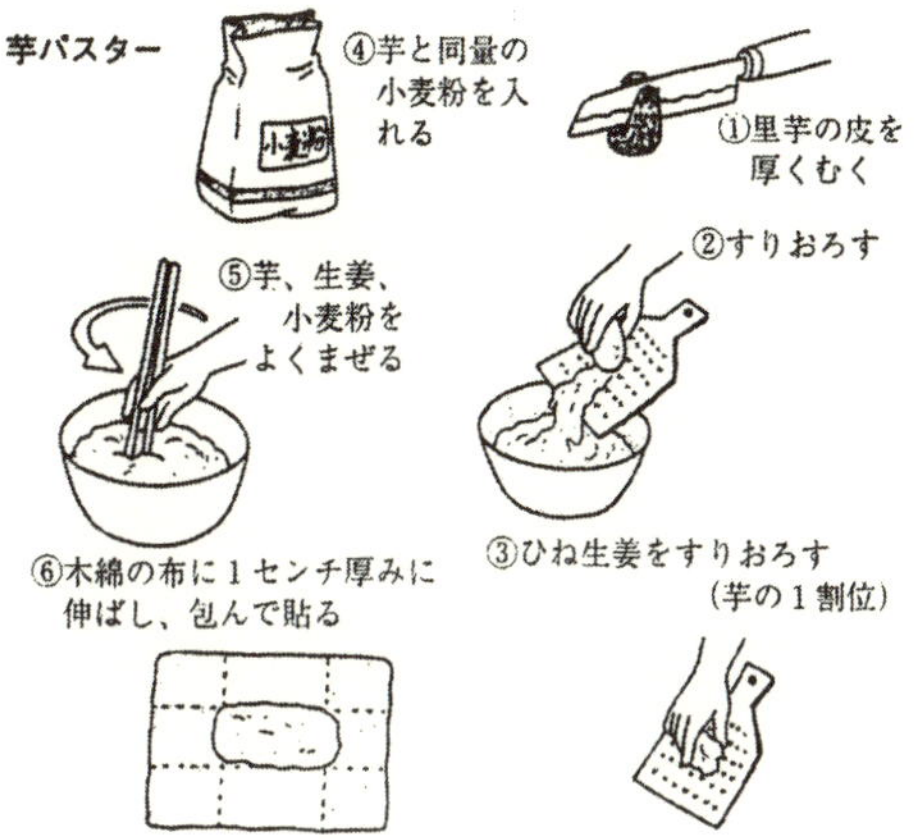
芋パスター
④芋と同量の小麦粉を入れる
①里芋の皮を厚くむく
⑤芋、生姜、小麦粉をよくまぜる
②すりおろす
⑥木綿の布に１センチ厚みに伸ばし、包んで貼る
③ひね生姜をすりおろす（芋の１割位）

出典：『家庭でできる自然療法』（東城百合子著、あなたと健康社）

ゼ）にのばしてはみ出さないように包み、患部に当てる。あとは、芋パスターと同じ。急性肺炎でも二日くらいで解熱するほど効果あり。

■味噌パスター：古い便が出ない腹痛など便秘症にきく。一回の量は大豆粒味噌四〇〇～五〇〇gを鍋に入れかき回しながら温め、これを布に一cmくらいの厚さにのばし、上にガーゼを貼って、ヘソの部分は和紙でふさいでぺったり貼る。上からゆでコンニャクで温めるとさらに効果あり。一～二時間でとる。

■そばパスター：そば粉をボールに適量入れ、ぬるま湯を注いでマヨネーズより少し固めにねる。木綿の布に一・五～二cmの厚さにのばし、包む。ヘソの部分だけ和紙かボール紙で覆い、おなか全体に貼る（スギナを細かく刻んで貼る直前にまぜてもよい）。

一～二時間で腹水を吸ってしっとりするので

とりかえる。パスターの前に、生姜湿布《しょうがしっぷ》（後述）をすれば、さらに効果あり。とりかえる前にも生姜湿布《しょうがしっぷ》するとよい。

■ビワ生葉パスター：ビワの葉は東洋医療でも、さまざまな卓効があることがしられている。その生葉パスターは、痛みをはやくとる効果がある。

ビワの生葉三枚ほどを丸めておろし器でおろす（細かく刻んでもよし）。その中におろし生《しょう》姜《が》を一割ほどまぜる。少し水を加え、小麦粉を適量くわえてまぜペースト状にする。ガーゼにのばして包み、痛むところに当てる。上にラップを当て濡れないようにして、三角布などで巻いて動かないよう固定して休む。

●こんにゃく、生姜《しょうが》の温湿布療法

もうひとつ。「手当療法」で欠かせないのが温湿布療法。

これは患部を温めることで痛みや炎症、ガンを治す療法です。

ガンを治すのは「笑う」「食事改善」「温める」と安保徹教授も「温める」ことの大切さを説いています。その他「〃体を温める〃と病気は必ず治る」（石原結實医師）、「冷えはいちばんの大敵」（森下敬一博士）など温熱療法が、万病を治すことは、いまや医学界の常識です。

■こんにゃく温湿布：これは、家庭でもっとも手軽にできます。二丁のこんにゃくを約一〇

■ぽかぽか、じわじわ、からだの中まで温まる

図B

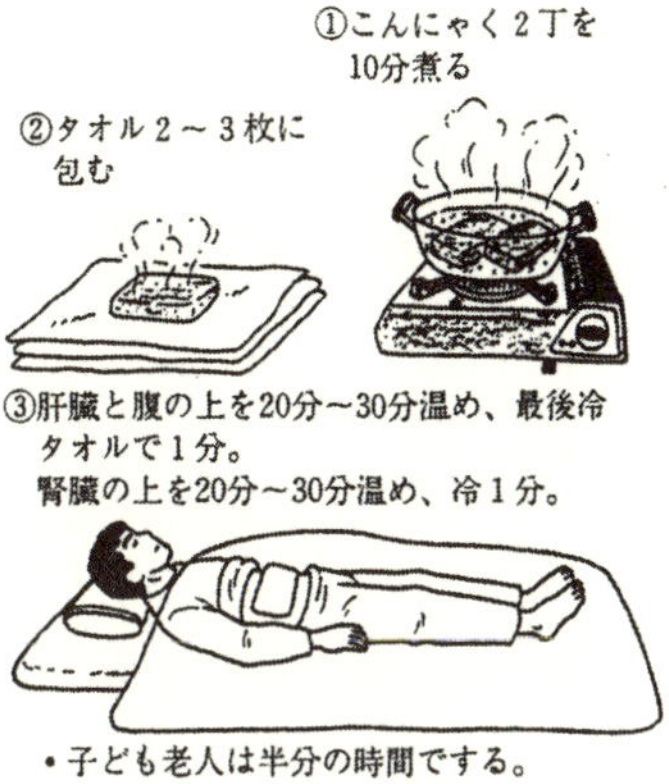
①こんにゃく2丁を
10分煮る
②タオル2～3枚に
包む
③肝臓と腹の上を20分～30分温め、最後冷
タオルで1分。
腎臓の上を20分～30分温め、冷1分。
•子ども老人は半分の時間でする。

こんにゃくの温湿布

出典：『家庭でできる自然療法』（東城百合子著、あなたと健康社）

分間ゆでて、これをタオル二、三枚で包む。腹と右わき腹（肝臓）の上におく。約三〇分間温め、冷たいタオルでふく。一時間くらいは温かいので、同じこんにゃくを腎臓（後の細腰より三cmほど上の背骨の両脇二つ）に約三〇分間当てる（図B）。

　最後に冷たいタオルでさっとふきとって静かに休ませる。使い終わったこんにゃくは、水の入った容器に入れて冷蔵庫で保存しておけば、ゆでて小さくなるまで何回でもつかえる。効能は、ガン、胃腸病、風邪、発熱、慢性病、高血圧、腎臓病、肝臓病、糖尿病、疲労、結核など。体内の毒素を出すとともに臓器を温め、新陳代謝を促進し、肝・腎を温刺激してよくはたらかせるので全身強壮、疲労回復に最適。また通じ、小水の出もよくなる。さらに、こんにゃく玉は三年間も土の中で育ってできる。この大地

の生命力ともいうべき氣エネルギーが体内に入ってくる（使い捨てカイロなどは問題外！）。

■生姜湯湿布《しょうがゆしっぷ》：準備するもの。ひね生姜《しょうが》一五〇g（香りの強いもの）。おろし器、水約三リットル、木綿袋、厚めのタオル四枚（またはバスタオル二枚）。金だらい（水三リットル入るもの）、温度計。

①ひね生姜《しょうが》を皮ごとおろす。②布袋に入れる。③金だらいをコンロにかけ約七〇℃に。④おろし生姜《しょうが》の入った布袋を入れ汁を出し生姜湯《しょうがゆ》をつくる。⑤湯は七〇℃でさめないようトロ火（沸騰させると酵素が死んで効力がなくなる）。⑥厚手タオル二枚重ね二組つくる（又は、バスタオル二枚）。これらを交互に生姜湯《しょうがゆ》に浸し、固くしぼって患部に湿布する。さめたらとりかえる。これをくりかえす（体の上には毛布をかけ冷えないように注意）。⑦七〜八回交換すること約二〇分。弱った病人は疲れるので、少し短めに。子どもは約一〇分間。おなかのなかまで温かくなり楽になる。⑧しあげ。冷たいタオルでサッとふく。細胞をしめ、血行をよくする（病人で冷たいのをいやがるばあいは無理しない）（図C）。

（注）生姜《しょうが》湿布は空腹時に行う。湿布の前後は風呂に入らない。翌日は、新しい生姜湯《しょうがゆ》でやること。

「真心から出てくる手当ては、病気にも氣が入り、病人を安らがせて大きな効果をもたらします。お義理や形式では効果は少ない。難病から救われるというのも、この看護の心あってのもの。（治った）実例が多いのもその証し……」「残った生姜湯《しょうがゆ》で足浴しても、水虫を治し、血

■手当てするひとの心の温かさもつたわります

図C

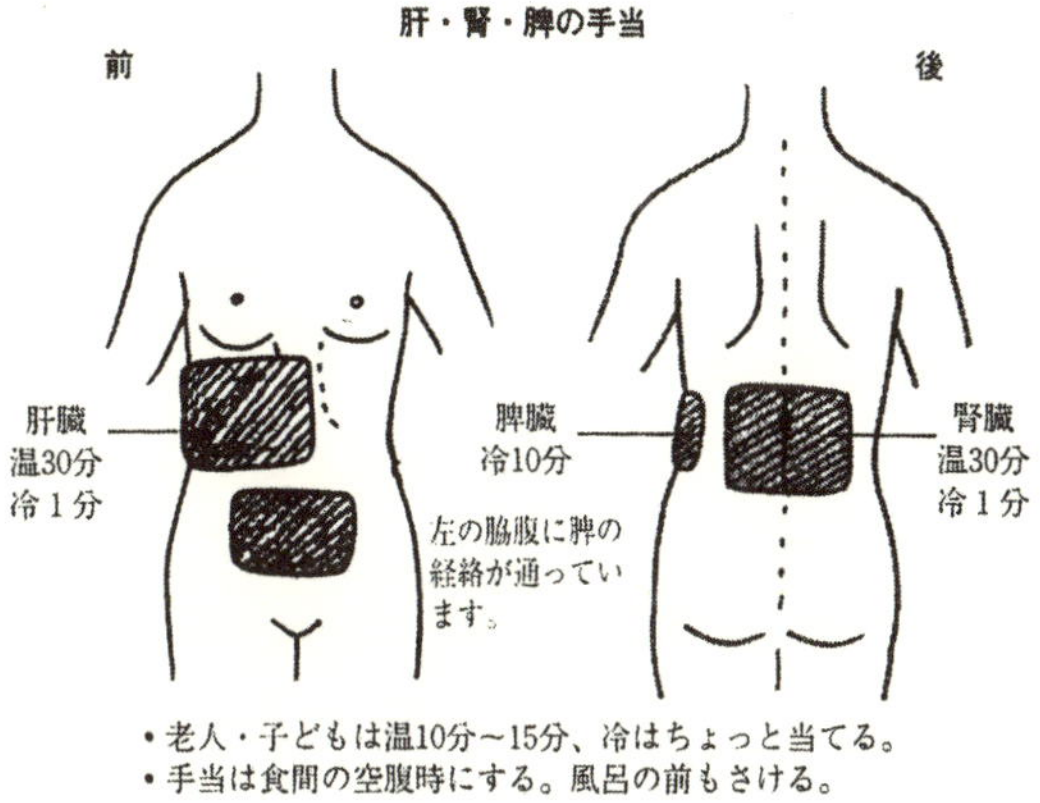
肝・腎・脾の手当
前
後
肝臓
温30分
冷１分
脾臓
冷10分
腎臓
温30分
冷１分
左の脇腹に脾の
経絡が通ってい
ます。
•老人・子どもは温10分～15分、冷はちょっと当てる。
•手当は食間の空腹時にする。風呂の前もさける。

出典：『家庭でできる自然療法』（東城百合子著、あなたと健康社）

行をよくし疲れをとる。ガンやその他の難病者、慢性病者などは、生姜《しょうが》湯が毒素を引き出し黒くなるほどです」。東城百合子さんは「手当ては真心が大切です」と熱く説く。やさしい声をかける。湿布をとりかえる。そんな介護者の愛情が、温湿布療法に相乗効果をもたらすのでしょう。

■ビワの葉温灸：①ビワの生葉（若葉でなくゴワゴワした緑の濃い葉）の上に、八枚に折ったさらしを重ねる。②その上から特殊な「棒もぐさ」に火をつけて患部を押圧する。

これは「指圧」「ビワの葉」「お灸」の三つの効果が同時に得られる。難病、ガンへの効果は非常に大きい。

ビタミンB17は「ガンに特効がある」とアメリカで大評判になっています。このビタミンB17はビワの葉に大量に含まれています。

「ビワの葉の薬効は、お釈迦様がビワの葉をあぶって患部に当てる治療法を教えられたという。この事からビワの葉療法は仏教とともに民間に伝えられてきたといいます」「ビワ葉温灸も、もぐさの熱でビワの葉のビタミンB17が分解してガン細胞を破壊してしまうのです。そして、モルヒネでも止められない末期ガンの痛みも止めてくれます」（東城さん）

●製薬資本が根絶やしした民間療法

これらパスター療法や温湿布療法——。初めて知ったというひとも多いはず。わたしのように第一印象は「奇妙なことをするもんだな」と奇異に感じるひとが大半でしょう。

それもそのはず、戦後、アメリカ軍に占領された日本では、これら民間伝承の医療は、意図的に根絶やしにされてきたからです。その理由は、わたしの『抗ガン剤で殺される』（花伝社）、『ガンで死んだら110番……』（五月書房）を一読すれば一目瞭然。世界を支配する石油メジャー……その傘下の製薬資本が、抗ガン剤利権を独占するため、これら自然療法を黙殺かつ抹殺してきたのです。そして、年間約一五兆円といわれるガン利権を独占。かれらは食事療法や手当療法など「安上がり」で「かんたん」にガンが治ってもらっては困るのです。だから、医学教育、マスコミなどからも一切追放してしまった。

●「インテリほどだめですね……」

だから、パスター療法やこんにゃく湿布など、ふつうのひとが初めてお目にかかると、奇異に映るのです。それも学歴の高いインテリほど、奇妙、迷信的にみえるでしょう。

「インテリほどだめですね」。末期の悪性リンパ腫から、完全生還した近藤町子さんは、悔しさをにじませて語ります。「インテリほど医者を信じてしまう。そして、代替療法を信じない」。何人もの〝インテリ〟の友人をガンで奪われた悔しさ……。「私はパスター療法から温湿布までなんでもやりました」。これらの卓抜した効能が、余命数か月と宣告された末期ガンから彼女を救った。これら民間療法をケイベツした友人たちは、抗ガン剤や放射線、手術にすがり、皆アッというまに死んでいった（殺されていった）。

これら民間伝承の医学は、体験科学に裏打ちされています。効果があるから後世代に脈々と伝承されてきたのです。そこには数百年、数千年も〝人体実験〟を繰り返してきた、圧倒的な医学的根拠があります。

いっぽう、医者も患者も盲信してきた抗ガン剤はどうでしょう？

アメリカ政府は一九七一年からわずか二〇年で、抗ガン剤をはじめとする〝三大療法〟に〝効果ナシ〟と白旗を上げました。（「OTAリポート」前出）。

この真実を知っても、あなたはパスター療法を〝迷信〟と見下しますか？

ちなみに参考文献とした『家庭でできる自然療法』は「一般の書店に出さず、宣伝もせず、読者から読者へ…と七五万部が世に出て、人から人へと伝えられて参りました」（あとがき）

とある。民間伝承おそるべし。いくら、まがいもの現代医学が弾圧しても、マスコミで黙殺しても、真実は庶民の口から口へと伝えられていくものなのです。

心ある政治家、厚労官僚、そして病院関係者に訴えたい。これら温湿布療法、パスター療法、ビワの葉温灸などを、現在の病院治療でも導入してほしい。苦しむひとびとを救う効果があることは数百、数千年の体験伝承から真実だからです。

●自然療法の本で心身共に救われた

その体験記のひとつ――

「全身ガンで、全身の穴や毛穴から血が吹き出し、痛みが頭がい骨にぶつかってぬけられないではねかえってくる。そんなカミソリの刃を当てられるような苦しみ。そんな真っ最中に友人から『自然療法』の御本をいただき、夢中で読み、実行しました。私は一人暮らしですから、ひとを頼ることはできない。ビワの葉をとるのも、這《は》うようにしてやっと近所から分けていただく。左手は動かないので、右手でビワの葉を丸めてやっとすりおろし、生姜《しょうが》もおろしてまぜる。小麦粉を入れパスターをつくって、痛む背中・腰・背骨にはる。痛みと疲れで起きていられず寝てそれを湿布する。それで一時間であんなはげしい痛みがやわらいで……七か月でとれていた……。私はこの御本を一生懸命読み、食事もこの通り実行して、食欲もなく、生きる力も失《う》せそうな時に、手当てと食養で生きる力を頂戴《ちょうだい》しました。当時の私は全身が真っ黒で、紫と緑ばかり、赤のない異様な姿でした。今は人並みの顔になり、こうして元気になりました。私はただひたすらこの一冊の自然療法の御本で、心身共に救われました」（名古屋市、山崎照子さん）

第10章　「糖鎖《とうさ》療法」：細胞アンテナ修復する栄養療法

――細胞死（アポトーシス）でガンを〝自殺〟させる

＊ 細胞間の〝第三情報ネットワーク〟
＊ 現代の人類は全員「糖鎖《とうさ》」欠乏症？
＊ 原材料の八つの単糖類をとろう！
＊ 通常一細胞七万本が現代人は四万本
＊ ガン細胞は自らの糖鎖《とうさ》を破壊する
＊ 自殺レセプター：AIFでガン自滅

■糖鎖は細胞の内外を結ぶ通信アンテナ群

図A　細胞膜上の糖たんぱく質・糖脂質と糖鎖

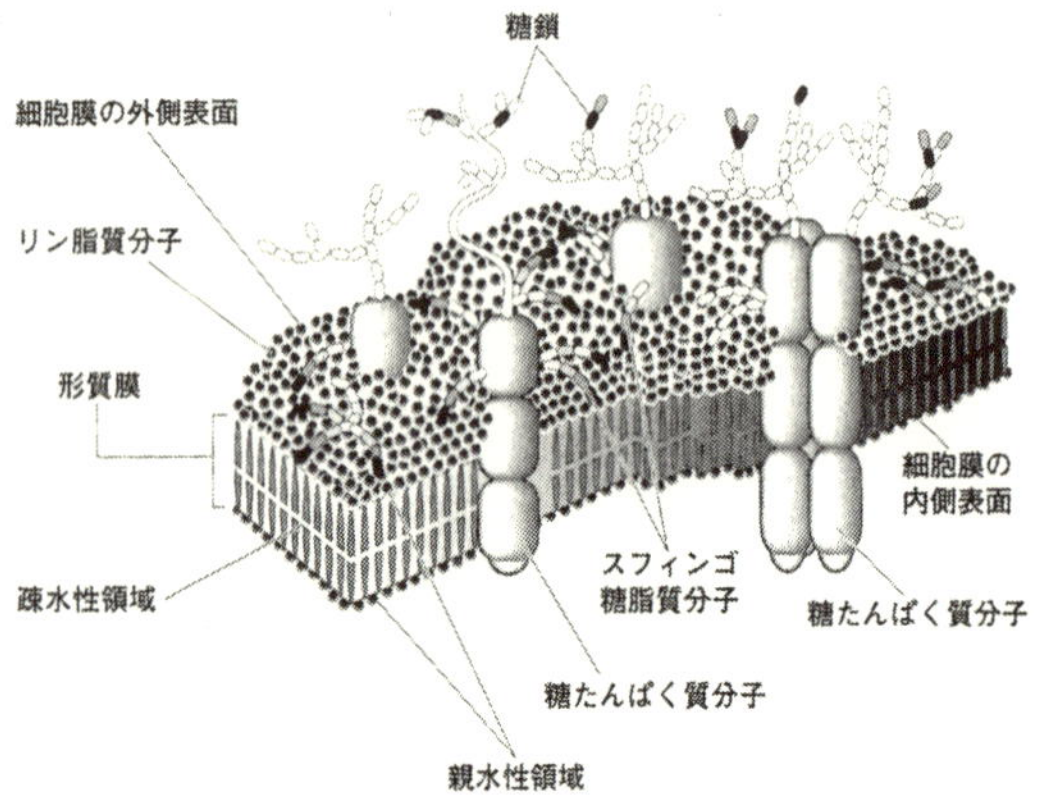

出典：『糖鎖のチカラ』（安藤幸来著、四海書房）

●「糖鎖《とうさ》」＝細胞膜表面の各種〝アンテナ〟

最近、ガン治療の世界で新しい発見が注目を集めています。

それが「糖鎖《とうさ》」です。代替医療を行う医者たちの口からも、よく聞かれるようになってきました。

「船瀬さん〝トーサ〟ご存じですか？」

最初に聞かれたときは面くらいました。

「〝トーサ〟……!?」。

調べてみました。わかりやすくいえば「糖鎖《とうさ》」とは細胞膜表面の〝アンテナ〟です。

『医学大辞典』（南山堂）にはこうあります。

「[(英) sugar chain] 多糖類、糖タンパク質、糖脂質など生体高分子に含有される多糖構造」「……とくに膜タンパク質では細胞の相互認識に重要なはたらきを担っている」「糖脂質は連鎖構造の違いによって二〇〇種類以上の存在が知られている」

図Aを見ると「糖鎖《とうさ》」の正体がはっきり見えてきます。つまり〝アンテナ〟は二〇〇種類以上はあるということです。

「糖脂質の『糖鎖《とうさ》』も、細胞相互認識に機能すると考えられている」。いっぽうで「情報伝達で受容体になりうる可能性」もあるという。それら細胞膜外層に存在する「糖鎖《とうさ》」は「細胞分化やガンのマーカーとして利用されているが、特定のガン細胞に対する抗体――〝ミサイル療法〟の標的としても着目されている」（同辞典）。

●細胞間の〝第三の情報ネットワーク〟

「マーカー」とは「mark（印）」からきた言葉。つまり「糖鎖《とうさ》」はガン細胞の「マーク（しるし）」としても機能しています。

人体は約六〇兆の細胞でできているといわれます。それら細胞は、おのおのかってに存在するのではありません。細胞同士が緊密なコミュニケーションをとっています。さもないと複雑な生命活動など営めるはずがない。その細胞間コミュニケーションをとり持つ媒体が「糖鎖《とうさ》」なのです。さらにタンパク質や脂肪にも結合し緊密な情報ネットワークを紡《つむ》いでいる。近年、その謎がつぎつぎに解き明かされ、がぜん医学界から注目を浴びてきました。

「糖鎖《とうさ》」は「核酸（DNA等）」「タンパク質」についで〝第三の生命鎖〟と呼ばれます。そ

■「受精」から「免疫」まで生命活動全てを担う

図B　細胞の表面と糖鎖

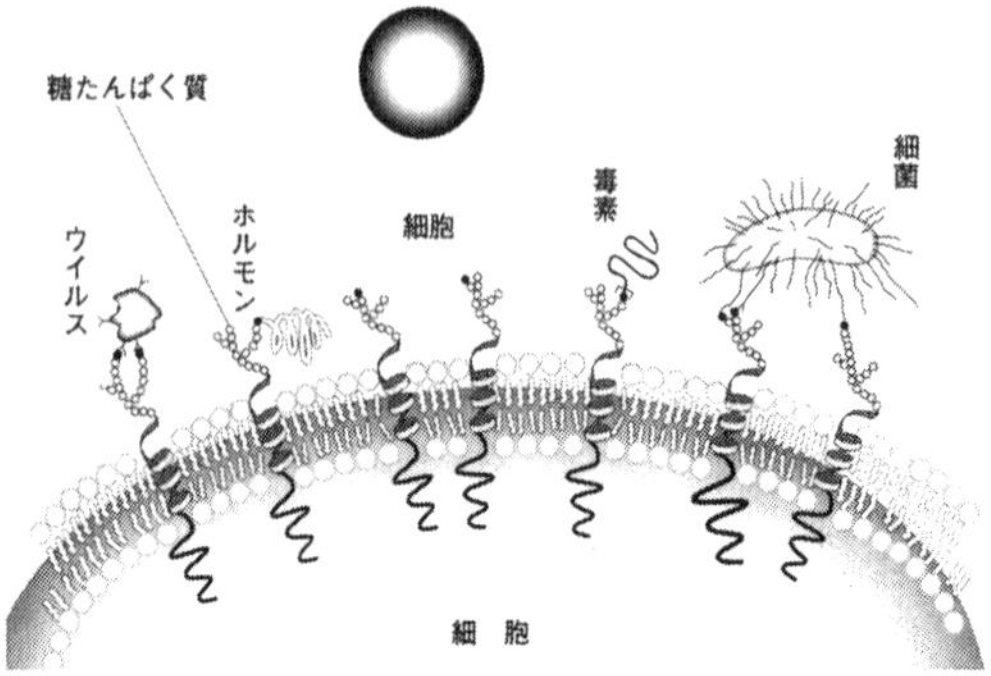

出典：『糖鎖のチカラ』（安藤幸来著、四海書房）

の意味で「糖鎖《とうさ》」は〝第三の情報ネットワーク〟とも呼ぶことができます。

糖鎖《とうさ》とは約数万個もの糖が鎖状に結合して、その鎖が無数のウニの刺（トゲ）のように細胞を覆っています。糖鎖《とうさ》の正体が判明したのは一九八〇年代中頃。これら糖鎖《とうさ》は細胞間の情報交換の受容体（アンテナ）の役目をしていることが判明。

それはA：ウイルス、B：ホルモン、C：細胞、D：毒素、E：細菌……と、外部のあらゆる存在物をキャッチします（図B）。

＊出典『糖鎖のチカラ』（後出）

●難病の早期発見、治療も可能に？

このミクロの情報ネットワークに政府も着目。約一〇年前から旧文部省、厚労省などが国立大学を中心に大量の研究資金を投入して、解明を行ってきました。その中心に位置したのが（独）産業技術総合研究所（産総研）。その国家的プロジェクトとは？

「……これまで、解明できなかった『糖鎖《とうさ》』の構造や合成が実現されれば、『ガンやエイズ、アルツハイマー、アトピー性皮膚炎、リウマチなどの難病が早期発見でき、治療も可能』とされていたからだ」（『健康情報新聞』2007／3／18）

そこまで、うまくいくのかは疑問ですが、「糖鎖《とうさ》」の解明は、生命活動のあらたな解明へとつながります。ガン治療などの方向性も、さらにクッキリ見えてくることでしょう。

「これまでの研究で、すべての細胞に結合している糖鎖《とうさ》は、細胞間でコミュニケーションしており、免疫系やホルモン系、酵素系などをコントロールし、生命維持に欠かせないはたらきがあることが分かっていた」（同）

●糖鎖《とうさ》なしで生命活動はありえない

具体的なコミュニケーション例――

▼卵子と精子：その典型的な例が、精子と卵子の出会いです。精子が卵子と合体して受精するばあいも、精子の先端の「糖鎖《とうさ》」が、卵子の細胞膜から突き出た「糖鎖《とうさ》」と結合しないかぎり受精されないことが実験で証明されています。つまり精子のアンテナと卵子のアンテナが、結合した瞬間、卵子を覆う保護層が解除され、選ばれた精子一匹のみが、卵子の細胞内に侵入することを許されるのです。つまり「糖鎖《とうさ》」はホテルのロックキーのようなもの。

▼免疫細胞：白血球などの各種免疫細胞が体内をパトロールしていることは、よく知られています。かれらは体内に侵入した外敵すなわちバクテリア、ウイルス、抗原や、体内で発生したガン細胞などの異常を、つねにチェックしています。その点検にも「糖鎖《とうさ》」が役立っています。白血球は血管の中をグルグル回りながら、血管壁の表面に突き出た「糖鎖《とうさ》」が正常かどうかを監視しながらパトロール。極微の世界で、それほど細やかな作業が日々行われていることに感嘆します。

▼脳神経：神経細胞と神経細胞との間のコミュニケーションは神経伝達物質が担っていることが知られています。しかし、神経細胞間の情報伝達は、それだけではなく神経細胞膜の表面にある「糖鎖《とうさ》」ネットワークも大きなはたらきをしていたのです。「糖鎖《とうさ》」が異常になると脳内の情報伝達がうまく機能しなくなり、認知症などを発症するといいます。

●「糖鎖《とうさ》」七分の四！　現代人は欠損症

生命活動は、言い替えれば、情報活動――その生命情報をになう「糖鎖《とうさ》」が乱されたり、欠損したり、異常が起これば、生命活動に異常（病変）が起こるのも当然です。

すでに「糖鎖《とうさ》」をつくる酵素の遺伝子を欠損したマウスをつくると、さまざまな病気が現れることが実験で証明されています。また、ある特定の「糖鎖《とうさ》」が欠損すると肺気腫が起きるという。つまりさまざまな病気の一因に「糖鎖《とうさ》」の欠損がある。つまり細胞表面の〝アンテナ〟

が壊れているから、病気になる……という発想です。

細胞表面の〝アンテナ〟が折れたり、千切れたり、取れていたら、健全な生命活動などのぞめません。

「糖鎖《とうさ》が健康と長寿のカギを握っている！」と主張するのは安藤幸来医師。かれは「糖鎖《とうさ》栄養療法研究会」の議長を務める。かれの著書『糖鎖のチカラ』（四海書房）は糖鎖《とうさ》を理解する好著です。

健康な長寿者のばあい一個の細胞表面には、なんと七万本前後の「糖鎖《とうさ》」〝アンテナ〟が林立している。ところが現代人は平均四万本くらいしかありません。現代人はおしなべて「糖鎖《とうさ》欠損症」なのです。

「……情報の担い手である糖鎖《とうさ》が不完全なら、恒常性維持機能も正常にはたらけるはずがありません。さらに免疫機能も万全でないなら、自然治癒力も発揮できないでしょう」（安藤医師）

〝アンテナ〟が七分の四しかなければ、細胞間あるいは細胞――組織間の情報伝達が速やかにいかず、さまざまな滞《とどこお》り＝病気が現れてきます。

●原材料となるのは八つの単糖類

健康維持とは、細胞表面に健全な〝アンテナ〟群を築くことから始まります。

■糖鎖の“原料”となる栄養素はこんなに役立つ

表C　糖鎖の形成に必要な8つの糖と生理活性

提供:糖鎖栄養療法研究会

グルコース	主にエネルーギー源　免疫賦活性作用
ガラクトーク	免疫系に重要　ガンの成長・転移を阻害 腸内細菌維持　カルシウム吸収増加
マンノース	免疫系に重要　マクロファージ活性化 細菌感染阻害　カルシウム吸収増加
フコース	免疫系に重要　ガンの成長・転移を阻害 気道感染症治療
キシロース	殺菌作用　病原体・アレルゲンの結合阻害
N-アセチルグルコサミン	変形性関節症治療　グルコサミノグリカン形成 ガン抑制(グルコサミンとしての評価)
N-アセチルガラクトサミン	ガンの増殖・転移に関与
N-アセチルノイラミン酸	脳の発育に必要　免疫系に関与 粘膜の年度調節(細菌感染防止)

出典:『健康情報新聞』

立派な〝アンテナ〟ができない理由の一つが、〝アンテナ〟建設原料の不足。

「糖鎖《とうさ》」の原材料となるのは八つの単糖類です(表C)。

これらが不足すると、立派な〝アンテナ〟ができません。すると特定の疾患が出現してきます。そのはたらきと生理活性（括弧《かっこ》内）を見てみましょう。

①グルコース：主にエネルギー源になる（免疫賦活作用がある）。

②ガラクトース：免疫系に重要（ガンの成長と転移を阻害）。細菌感染阻害（カルシウム吸収促進）。

③フコース：免疫系に重要（ガンの成長と転移を阻害）（気道感染症治療）。

④キシロース：殺菌作用（病原体、アレルゲンの結合阻害）。

⑤N―アセチルグルコサミン：変形性関節炎治療。ガン抑制。

⑥N―アセチルガラクトサミン：ガン増殖・転移に関与。

⑦N―アセチルノイラミン酸：脳発育に必要。免疫系に関与。粘膜の粘度調節（細菌感染防止）。

これら糖類は、これまで栄養源とみなされてきました。「糖鎖《とうさ》」の研究で、さらに「糖鎖《とうさ》」の原材料である側面も注目されています。カロリーなど熱源として糖鎖《とうさ》は消費されるだけでなく、細胞表面の「糖鎖《とうさ》」という精緻なミクロの〝アンテナ〟建設にも使われていたのです。

●「糖鎖《とうさ》」を健全にする「栄養療法」

食品にも「糖鎖《とうさ》」原料として優れている食品がリストアップされています。

たとえば「黒酵母」「熊笹《くまざさ》エキス」「アロエ」「コンドロイチン」「キノコ類」「海藻（フコイダン等）」……などが「糖鎖《とうさ》」の原料となるタンパク多糖体を多く含みます。

これらは、古くから健康食品として認知されてきたものばかり。その卓抜した効用は、古来より伝承されてきましたが、その生理作用メカニズムの一端が、「糖鎖《とうさ》」研究で明らかになってきました。安藤幸来医師も強調します。

「受容体を構成するために必要な糖鎖《とうさ》の材料が十分であるかどうかということです。健康を維持し、健康を回復し、病気の治療を効果的にするためには、糖質栄養素が不可欠なのです」

その意味で、細胞表面の「糖鎖《とうさ》」を健全にする「糖鎖《とうさ》療法」は、新しい観点からの「栄養療法」なのです。

『健康情報新聞』(前出)は、「糖鎖《とうさ》」の観点からこれら栄養食品を追跡取材しています。

「ガンから糖尿病、アトピー、ぜんそく、リウマチ、膠原《こうげん》病、うつ病にいたるまで幅広い疾患の改善例を取材している」「日本人が世界的に長寿なのもこうした糖鎖《とうさ》になる多糖体や酵素食品を多く摂《と》っているからではないだろうか」(同紙)

●「糖鎖《とうさ》」を〝新薬〟として開発

「糖鎖《とうさ》」研究者は「酵母から『糖鎖《とうさ》』を生成できる」という。その「糖鎖《とうさ》」の長さが適正であれば「免疫力を高めることができ」「活性の高い糖鎖《とうさ》を見つければ、ガンやエイズなどの特効薬開発の可能性は十分にある」という。

これは「糖鎖《とうさ》」を〝新薬〟として開発しよう――という試み。しかし、経口剤で「糖鎖《とうさ》」を飲んでも、消化器系で分解されてしまうのでは、と素人考えで思ってしまいます。注射などで体内に投与しても、それが狙ったように細胞膜表面に〝アンテナ〟として定着するのだろうか? 疑問です。生命はそれほど単純ではないでしょう。

やはり、「糖鎖《とうさ》」原料の栄養食品を毎日、摂って、バランスのとれた食生活を心がけることが、「糖鎖《とうさ》療法」の原点と思えます。

●ガン細胞は自らの糖鎖《とうさ》を破壊する

さて、いまや日本人の男性は二人に一人、女性は三人に一人がガンにかかる、といわれています。ガンも糖鎖《とうさ》の欠損と大きな関係があります。

「……一般にガンは三つの段階を経て発生することがわかっています。①イニシエーション（発生）、②プロモーション（促進）、③プログレッション（発達）の三段階……（中略）ガン細胞では、この〝アンテナ（糖鎖《とうさ》）〟がガン細胞自体の糖鎖《とうさ》遺伝子のしわざで折れていたりすることがわかっています。これも活性酸素の〝しわざ〟だと考えられています。そして、これが②プロモーションに当たるのです。また③プログレッション段階では〝細胞骨格〟や〝アンテナ〟すなわち糖鎖《とうさ》が破壊されます。これも活性酸素が原因の一つ……」（『糖鎖のチカラ』前出）

なんとガン細胞は、自らの細胞膜表面の〝アンテナ（糖鎖《とうさ》）〟を破壊してしまう。つまり、外部からの連絡を一切断つのです。これは、言いかえるとテロリストが建物に立てこもって電話線を切断するのと同じ。外部からの救援、命令などの手段を一切断って、自爆テロに向かうようなもの……。

●ガンを自殺させる〝アポトーシス療法〟

さて、われわれには、ガン細胞を攻撃する頼もしい兵隊、ＮＫ細胞が備わっています。現代人は健康なひとでも毎日三〇〇〇～六〇〇〇個程度のガン細胞が毎日生まれていて、数百万個から数億個のガン細胞が体内に存在しています。あなたもわたしも〝ガン患者〟なのです。これらガンが悪性化しないのは、NK細胞の兵隊たちがセッセと攻撃してくれているから。ところが、この体内をパトロールしているNK細胞が、ガン細胞をガンと認識するのも糖鎖《とうさ》の〝アンテナ〟をキャッチするからです。

ガン細胞表面の糖鎖《とうさ》は、ガンが自ら破壊しているため、通常形態ではない。

このガン細胞の糖鎖《とうさ》を利用した療法の一つが〝アポトーシス療法〟。

〝アポトーシス〟とは細胞の〝自殺〟の意味。

細井睦敬医師（クリニック細井皮膚科院長）は黒酵母を主としたカクテル栄養療法でガン治療に大きな成果を上げています。細井医師は長髪に長身で穏やかな笑顔のかた。

黒酵母菌をミネラル水や米麹《こめこうじ》で培養した液を使用。主成分は免疫力を向上させるイノシトール、グルカン……などなど、糖鎖《とうさ》を改善する種々成分が多数含まれます。さらに、沖縄モズク由来のフコイダン。これらには腸壁浄化、自然治癒力を高めるなどの作用がある。

「黒酵母エキス」には圧倒的な薬理作用があります。▼糖鎖《とうさ》の正常化作用、▼細胞賦活作用、▼抗腫瘍作用、▼抗放射線防御機能、▼腸内細菌叢の改善、▼血液浄化作用、▼腎臓・肝臓の機能向上、▼便秘の改善作用、▼自然治癒力の向上作用（徳島大医療衛生学部他、動物実験で検証）。その他、ガン細胞の自殺（アポトーシス）を促進させる。一日三～四包を飲んだ患者さんたちの体験。
①「肺ガンが一か月で消失した」（大河原精平さん七五歳）
②「マラリアを克服した」（池部良さん八五歳）
③「一〇年来のC型肝炎を克服」（山口高志さん七二歳）
④「二か月でアトピーのかゆみが止まった」（磯部真代さん三二歳）
⑤「糖尿病・脳梗塞で半身不随が回復した」（千葉明夫さん七五歳）
⑥「エイズと共存、はたらけるようになった」（Aさん三五歳）
これらは「黒酵母エキス」に大量に含まれる糖鎖《とうさ》原料により患者の全身細胞の「糖鎖《とうさ》改善が行われたから」と思えます。

●ガンの自滅レセプター（AIF）

さらに海藻の由来成分フコイダンには、ガン細胞を〝自殺（アポトーシス）〟させるはたらきがある。

「ガン細胞は表面に特殊受容体の糖鎖《とうさ》を出しています。それがAIF（アポトーシス・インデックス・ファクター）。フコイダン成分が、このレセプターと結合するとスイッチ・オン！DNA設計図が破壊され、ガンは自滅します」と細井医師はニッコリ。

「生命は三〇億年の歴史で、体内のガン細胞などの『〝邪魔者〟は消せ！』とプログラミングされているのです。ガン細胞は『自分をやっつけてくれ！』とレセプターを出している。自滅レセプターですね。だから、ガン細胞を自殺させてあげる」

何人もの末期ガンを治して来られたその笑顔は自信に満ちています。ガンは〝自殺したがっている〟とはユニークで面白い見方です。

「余命二週間と言われた患者さんが来ても『なんとかなるでしょ』『来たときが最悪』と励ます。それは根拠があるから。ガン細胞はアポトーシスするようにできている。絶対的にガン細胞は減っていきます」

「ガンは自殺するための糖鎖《とうさ》（ＡＩＦ）を出している」という発想はうなずける。白死をのぞむテロリストの心境か……。

かくのごとく宇宙の理《ことわり》は生命を生かし続けることに尽きます。

第11章 「ホメオパシー」：西洋に生まれた〝東洋医学〟

——自然治癒力（ホメオスタシス）を高める神秘

＊ 医聖ヒポクラテスに啓発される
＊「生命力」＝「氣」（東洋医学）
＊「希釈」「振とう」の不可思議
＊「似たもので、似たものを治せ」
＊「情報」が水に「転写」された！
＊ それは新しい宇宙認識への入口

●ひとの体内に〝一〇〇人の名医〟あり

一九世紀初頭まで欧州には五つの医療の流れがありました。

それは①ナチュロパシー（自然療法）、②オステオパシー（整体療法）、③サイコパシー（心理療法）、④ホメオパシー（同種療法）、⑤アロパシー（薬物療法）の五つ。

そのうち⑤アロパシー（薬物療法）が国家権力、石油権力等と手を結び、残りの①〜④を徹底追放、弾圧したのです。それも「非科学的」「封建的」「呪術的」……などのレッテルを貼って。弾圧は非情を極め、これら療法を行っている治療師たちを、医師法違反だけでなく、さまざまな罪状を挙げて逮捕、投獄しました。

医療のほんらいの目的は病気に苦しむひとびとを治癒させ救済することです。

「ひとは体内に一〇〇人の名医を持っている」とは古代ギリシアの医聖ヒポクラテス（BC四六〇年頃〜BC三七七年）の至言。ここでいう〝一〇〇人の名医〟とは自然治癒力です。医聖はさらに次のように言う。「医師のなすべきことは、これら〝名医〟を助けることだけだ」。

つまり医師の行うべきことは、人間にほんらい備わっている〝治る力〟を手助けすることである、と喝破《かっぱ》しています。

その意味で、①から④までは理にかなっています。

①ナチュロパシー（自然療法）の主流は食事療法です。「食」の歪み、偏りが病気を引き起こす。それは現代医療ですら認めています。「食」を正せば「生」も正されます。さらに人間

は自然の一部です。だから体内、体外の環境を自然にすれば人間は健康になれる。②オステオパシー（整体療法）も体の歪みを正し健康にする。③サイコパシー（心理療法）は心の歪みを正します。

●ガンは「血液の浄化装置」

これらに対して⑤アロパシー（薬物療法）は、身体全体を診ようとしません。あくまで対応は症状のみ。だから対症療法と呼ばれます。①～③が生体を正常な状態に近づけようとするのに、⑤は症状のみを改善させる。熱が出れば解熱剤。下痢をすれば下痢止め。しかし、現在は「症状とは、身体が正常に戻ろうとする現れである」という真理が、一般にも知られてきました。「体が正常に戻ろうとする」はたらきを「ホメオスタシス」（生体恒常性）と呼ぶ。発熱も下痢などの〝病気〟も実は生体が正常化する過程なのです。

ところが⑤は①～③と異なり、これらを抑えこもうとします。よって「逆症療法」とも呼ばれる。「ホメオスタシス」を振り子に例えれば、振り子を重力に逆らって、逆方向に押しやっているようなもの。だから症状は一時的に消えても、病気は治らない。それは慢性化、悪性化してしまう。その典型が抗ガン剤でしょう。現在、ガンは「血液の浄化装置」という発想が医学界で広まりつつあります。古代ではヨガや東洋医学はその見方に立ちます。近代自然医学のパイオニアである森下敬一博士なども同様の提唱者。「ガンは血液の汚れから発生する全身病」とは〝食事療法の父〟と称えられるマックス・ゲルソン博士の主張です。ガンという病気も、体が正常に戻ろうとする〝現れ〟なのです。

だから、ガンを癒《いや》すにはガンだけを叩いても無意味。「血液の汚れ」を浄化することが不可欠となります。

●ドイツ医師サミュエル・ハーネマン

これまでに述べてきたさまざまな代替医療も、共通するのはガン患者の「血液の汚れ」をきれいにして自然治癒力を高める方法に、ほかなりません。

さて——。そこで出てくるのが④ホメオパシー（同種療法）です。これは、他の①〜③とくらべてもわかりにくい。

ところが日本のガン代替医療の草分け帯津良一医師はホメオパシーを高く評価している。

「ガンは総合的な戦略でなければ治せない」。これが帯津先生の持論。つまりホリスティック（統合）医療。「手に入る戦術はすべて活用すべき」という。だから、帯津先生の眼は古今東西あらゆる医療に対して公正です。偏見がない。その中でも帯津先生が高く評価するというホメオパシーとはどんな医療なのだろう……？

「ホメオパシーは、何度となく治療効果が実証されてきた療法で、自然なヘルスケアとして現在、もっとも人気が高く、効果的なもののひとつです」（『ホメオパシー入門』ペニー・エドワーズ他著、産調出版）。

この入門書によればホメオパシー医療を開発したのはドイツのサミュエル・ハーネマン医師。それは二〇〇年以上も昔にさかのぼります。

●東洋医学など医療体系の真理に基づく

「……ホメオパシーは、ひとりの人間としてあなたを治療します。あなたの本質、病気の原因、どんなストレスにさらされているか……」（同書）

この「まえがき」だけで、ホメオパシーは従来の西洋式医学とは異なり、人間を全体としてみていることに気づきます。それは実に東洋医学的な視点に立っています。

それもそのはず。「……ホメオパシーの基礎となる自然法則は、遠く紀元前五世紀にヒポクラテスによって確認され、古代エジプトにも、これに基づく療法がありました。東洋に古くからあるアーユルヴェーダや中国医学などの医療体系も、全人格の治療という観点や『ヴァイタル・フォース（生命力）』の考え方において、ホメオパシーと共通しています（同書）」。

つまりホメオパシーとは、ドイツの一人の医師が突発的に思いついた、奇嬌な〝理論〟ではなく、世界の古代から連綿と伝わる医療の本道を受け継ぐものなのです。

ハーネマン医師は一七五五年、ドイツで生まれ八八歳の長寿を全うしています。

●「似たもので、似たものを治せ」

かれは二〇〇〇年以上も古代のヒポクラテスの次の言葉に啓発されました。

「病気を治すには二つの方法がある。『反対のもの』による処方と『似たもの』による処方である」。つまり「病気と『反対の症状』を起こす薬でも、『類似の症状』を起こす薬でも、治療はできる」ということを意味します。

ハーネマンは、自らが実験台となってマラリアの治療薬キニーネを服用してみた。するとマラリアによく似た発熱症状が現れた。つまり「熱を出させる」クスリが「熱病を治していた」のだ！

そこで、ラテン語の医学原理がひらめきました。「似たもので、似たものを治せ」。

かれは、これを〝同種の法則〟と名づけました。

たとえば熱病なら、熱を抑えるのではなく、逆に熱を出す物質を投与して、熱を出させた方が、熱病は治まる――。

これは自然治癒力の〝ホメオスタシスの振り子〟をイメージすれば理解しやすい。

発熱作用は〝振り子〟が正常な位置にもどろうとする現れなので、〝振り子〟を止めずに、逆に加速してやる。すると、よりはやく〝振り子〟は正常な垂直位置にもどる。つまり、熱病は治る。

●物質を“存在しない”レベルまで希釈!!

かれは自分の家族、友人、生徒などを被験者に、さまざまな物質投与を試みました。そのときに用いたのがさまざまな症状を起こす微量な“毒物”です。

“毒物”と聞いてギョッとしたひともいるに違いありません。

私はホメオパシー理論に最初にであったとき、真っ先に私を指導して下さったヨガの沖正弘導師を思い出しました。沖先生は、こう断言されました。

「微量の“毒”は、クスリにもなる」

⑤アロパシー（薬物療法）は、まさに文字遠く「クスリは毒」を地でいっています。

ところが④ホメオパシー（同種療法）は、それと趣《おもむき》を異にします。ホメオパシーで用いられる“薬品”は「レメディ」と呼ばれます。

ハーネマンは、むろん患者に“毒物”をそのまま投与するという無茶を行ったわけではありません。まず、かれは「水で薄めれば毒性は弱まる」と考えました。ところが希釈を繰り返すと毒性は弱まるが、治療効果もなくなってしまいました。

そこでハーネマンは特異な方法を考案する。それは「容器を強く振る」こと。

「この方法は、ある種の薬がもつ有害な作用を取り除くだけでなく、治療効果を高めることがわかりました」（同書）

とにかくホメオパシーでの「レメディ」の希釈率は半端ではありません。一万倍、十万倍……。ついには極限まで薄めてしまうので「分子も存在しない」という〝薄さ〟になってしまう。つまり「物質が存在しないのに、効能は存在する」（……！）。

●「ダイナマイゼーション」（潜在力活性化）

「そんなバカな話があるか!?」

いまだにホメオパシーが、現代医療の大勢に認められない理由がここにあります。

「存在しないモノが効能を持つ」などということは科学の根幹理論からもありえない。よってホメオパシーとは迷信に縁《ふち》どられた呪術的医療である。こう唾棄《だき》する医者も多い。しかし、ハーネマンらはこう考えました。

……希釈によって毒性を消し、さらに振《しん》とうする方法で「物質のエネルギー・パターンが溶液に移り、物資そのものを服用する必要はなくなる」。ハーネマンは、この①希釈、②振とう……という過程を「ダイナマイゼーション」（潜在力活性化）と呼びました。

かれは、実践で立証した臨床例とともに、その理論をさまざまな論文で発表しました。しかし、待っていたのは正統派医学界の嘲笑と冷笑の嵐でした。

しかし、医師の使命は、立身出世でも名誉栄達でもない。病気に苦しむ患者さんを治すこと。これにつきます。ハーネマンが確立した画期的ホメオパシー療法は、そのメカニズムには不明な点があっても、じっさいに病気に苦しむ夥《おびただ》しい数の人々をめざましく救いました。医学界の反発があっても、患者の側からは圧倒的な支援を受けたのです。

ハーネマンはこれら支援を支えにホメオパシー理論と実践の集大成を『オルガノン』という著作にまとめました。それはいまでもホメオパシー医療の原典となっています。

ハーネマンの死後、その理論は体制派医学の弾圧にもかかわらず、脈々と受け継がれ、世界中に広まっています。近年は、ホリスティック医療が重要視され、心と体の関連から医学を見直す動きが盛んで、ホメオパシーに傾倒する医者が急激に増えています。日本も例外でなく、ホメオパシー医療資格を持つホメオパス医師が増えています。

●これは東洋医学の漢方だ！

私はホメオパシーを知って、すぐに直感したのは「これは東洋医学だな」という感想。「レメディ」なる特殊な投薬も、よくみるとまるで漢方そのものです。

ホメオパシーで用いる薬は、自然界の三つの領域の素材から作られる。それは①植物、②動物、③鉱物――（次頁図A）。

まさに漢方です。漢方薬で用いられる物は、草根木皮から動物、昆虫から鉱物まで処方されます。よく「薬石効なく……」などと言う。漢方は〝石〟までも薬で用いることの証し。東洋医学ではこれらを用いることで患者の〝氣エネルギー〟を高め病気を治す。漢方でいう〝氣〟とは、ホメオパシーでいう〝バイタル・フォース（生命力）〟そのもの。だから「レメディ」

■「植物」「動物」「鉱物」……これは西洋の漢方！

図A

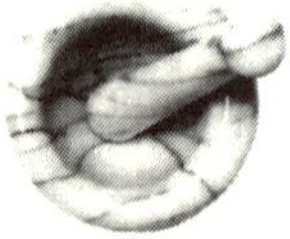

上　水に溶けない原料は、原液をつくるために乳糖といっしょにすりつぶします。

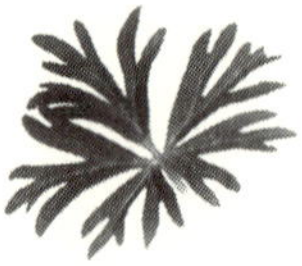

上：寒風にさらされたことが原因で発熱した人にはアコナイトが治療効果をはっきするかもしれません。

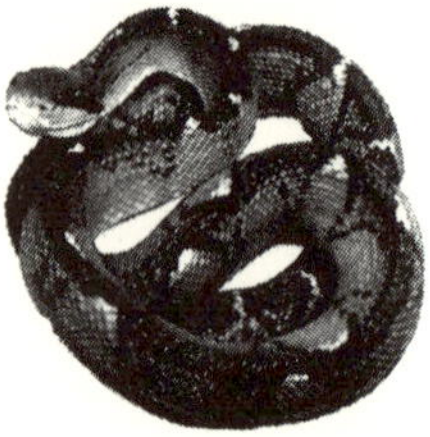

上　ブッシュマスターなどの毒蛇も、レメディーの原料となります。

参考資料:『ホメオパシー入門』(イラーナ・ダンハイサー　ペニー・エドワーズ著、産調出版)

イコール「漢方薬」と思っても、それほどまちがいではない。なにしろ、ホメオパシーでは毒蛇まで薬にしてしまう。これもマムシなどを薬とする漢方とそっくりです。

■「レメディ」の作り方：「植物原料」と「植物以外の原料」の二通りあります（図B）。

①植物は細かく刻んでアルコール水に漬けて「原液」をとる。

②「原液」一滴に「アルコール水」九九滴の割合で薄める（百倍液：ポテンシー1C）。

③容器を強く振とうする。

④1Cの液一滴に九九滴「アルコール水」を加える（2C）。このプロセスをくりかえし、必要なポテンシーまで高める（ポテンタイゼーション）。

⑤完成した「レメディ」を「丸薬」「粉くすり」「軟膏《なんこう》」などにする。

ポテンシー1Cを2Cにすると元の濃度の一万分の一にな

■振とうで薬物情報は水に転写され記憶される

図B

レメディーの希釈とポテンシタイゼーション

ホメオパシーのレメディーに使う物質はすべて溶液にして希釈、振とうしなければなりません。このプロセスをポテンタイゼーションと呼びます。ポテンタイゼーションを行うたびに、効力が高まります。

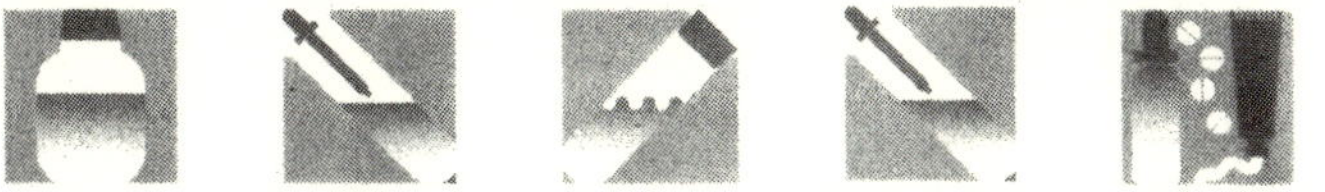

原料から原液をつくる。

原液1滴にアルコール水99滴の割合で希釈する。

ここで振とうする。このレメディーのポテンシーは1c。

1cのレメディーで同じプロセスを繰り返し、必要なポテンシーまで高める。

ポテンタイゼーションを行ったレメディーを、丸薬、粉薬、クリーム、軟膏などにする。

参考資料:『ホメオパシー入門』(イラーナ・ダンハイサー　ペニー・エドワーズ著、産調出版)

る。３Ｃで一〇〇万分の一、４Ｃで一億分の一……。濃度が薄まるから効力も薄まると、だれしも思う。ところが逆に効能（ポテンシー）は高まる。「嘘《うそ》だろォ！」と一〇〇人のうち九九人は呆れ返るだろう。しかし、ホメオパシー医師（ホメオパス）は、溶液を振とうすることで、元来の効能は「水に記憶される」という。またもや「嘘《うそ》だろォ！」の大合唱が聞こえてきそう。

ここまでくると従来の科学では説明不能です。

●「希釈」「振とう」の神秘を解く

よく「科学は万能だ」とか「科学にまちがいはない」と胸を張るひとがいます。いわゆる科学信仰。しかし、人類が到達したこれまでの科学が、全て正しいか……といえば、そうでもありません。「勘違い」「まちがい」「錯覚」……山ほどあります。宇宙の真理を人類は永遠に識ることさえ不可能でしょう。新しい理論に出会うと「そんなこと教科書に書いていない！」と叫ぶ学者がいます。体制派の権威主義にこり固まっている。それも仕方がない。かれらにとって〝科学理論〟はメシの種、利権なのです。それがひっくり返ると自分の地位も生活もひっくりかえってしまう。だから動物のように本能的に牙をむき、襲いかかってくる。こういう連中を相手にしていても始まりません。

「そんな理論はない」と憤慨する学者もいます。事実が理論に合わなければ、事実ではなく理論がまちがっているのです。

ホメオパシーについても虚心坦懐《きょしんたんかい》な態度が必要です。「希釈」「振とう」が〝効能〟を高めるのはなぜでしょう？

●波動「情報」が水に「転写」された

それは原材料の持つ〝情報〟が水に〝移った〟と考える以外にありません。

つまり「希釈」「振とう」により原材料の持つ〝効能〟が水に〝記憶〟された。科学的に言えば〝転写〟されたのです。最近「水は記憶する」という事実を指摘する学者が増えてきました。つまり波動情報によるバイブレーション記憶が、水を通じて〝転写〟されるというのです。われわれは今やCDやDVDを、何の苦労もなく〝転写〟してコピーを作ることができます。音や映像の波動情報の〝記憶〟は〝転写〟増幅できます。

「レメディ」の原料が持つ〝波動情報〟もこうして〝転写〟され〝記憶〟されていくと考えればわかりやすい。だから分子すら存在しない超希釈濃度でも、「レメディ」は〝効能〟を発揮する。こうなると量子力学レベルの科学の再構築が必要となります。

●鉱物も薬に……まさに漢方だ！

さて、先述の「植物以外の原料」の「レメディ」はどうやってつくるのだろう？

①原料一に乳糖一〇〇の割合で混ぜて微粉にすりつぶす（トリテュレーション：1C）。

②これを三回（3Cまで）くりかえす（原料割合は、約一〇〇万分の一）。

③植物と同じやり方でポテンシーを高める。

※ちなみに原料を一対一〇の割合で希釈したものは「一〇倍法」（デシマル・ポテンシー）と呼ばれ、単位をxで表す。

それにしても①希釈、②振とう――というダイナマイゼーションは神秘的というしかありません。ハーネマンは実験を重ね、自然のままでは不活性な物質……塩や石英なども、この処理を行うと「薬効が生じる」ことを究明しています。

私はまたも漢方を連想します。漢方では処方する素材を特殊な臼（薬研《やげん》）でゴリゴリと粉末にする。薬石もこうして微粉にする。その過程は、まさにホメオパシーそのものです。

●超少量で生命力（氣）を高める

このダイナマイゼーション効果は「現代化学のアーント・シュルツの法則（ホルメシス効

果）を反映している」という。

「ある物質を生物に多量に投与すると致死的なばあいがあり、中程度（現代医学の方法）なら活動を抑制し、少量（ホメオパシーの方法）では活性化します」（同書）

その例としてイースト菌の反応があります。この菌類にヨウ素や臭素、亜ヒ酸などの毒物を与えた場合、極めて薄い濃度では成長は刺激される。しかし、中程度溶液では成長が抑制され、濃い溶液では死滅してしまう。

単細胞レベルの生物にもホメオパシー理論は当てはまるのです。

ホメオパシー治療が効果を上げるのは、次のような患者です。

▼心身の健康バランスが乱れていると感じる。

▼急性病の後、免疫バランスを回復するため。

▼自己処方が効かない。軽い不調が続く。

▼全般的にストレスがあり、感染抵抗力が低下。

▼さまざまな病気を抱えている。

▼深刻な健康上の問題あり。

▼健康状態を良好に保ちたい。

むろんガンもこの中に含まれることはいうまでもありません。

●「ケース・テーキング」(問診)とは?

さて、ホメオパシーは治療効果が高いといっても、だれにでも即効性があるわけではありません。やはり、個人によって向き、不向きがあるのです。

これも漢方に極めて似ています。漢方は患者を診察して幾つかの「証《しょう》」で分類する。いわゆるひとそれぞれの体質差、個性差を踏まえて漢方薬を調合します。

ホメオパシーで、それに相当するのが「ケース・テーキング」(問診)です。

生活、職場でのストレス、精神面、身体の不調、睡眠の変化……など、まさにあらゆる面を問診する(図C)。考えてみたら「生活が病気を作る」のだからあたりまえ。漢方医も同様の

図C　ホメオパスによるケース・テーキング

■「問診」で患者の生活・体質を診るのも漢方式

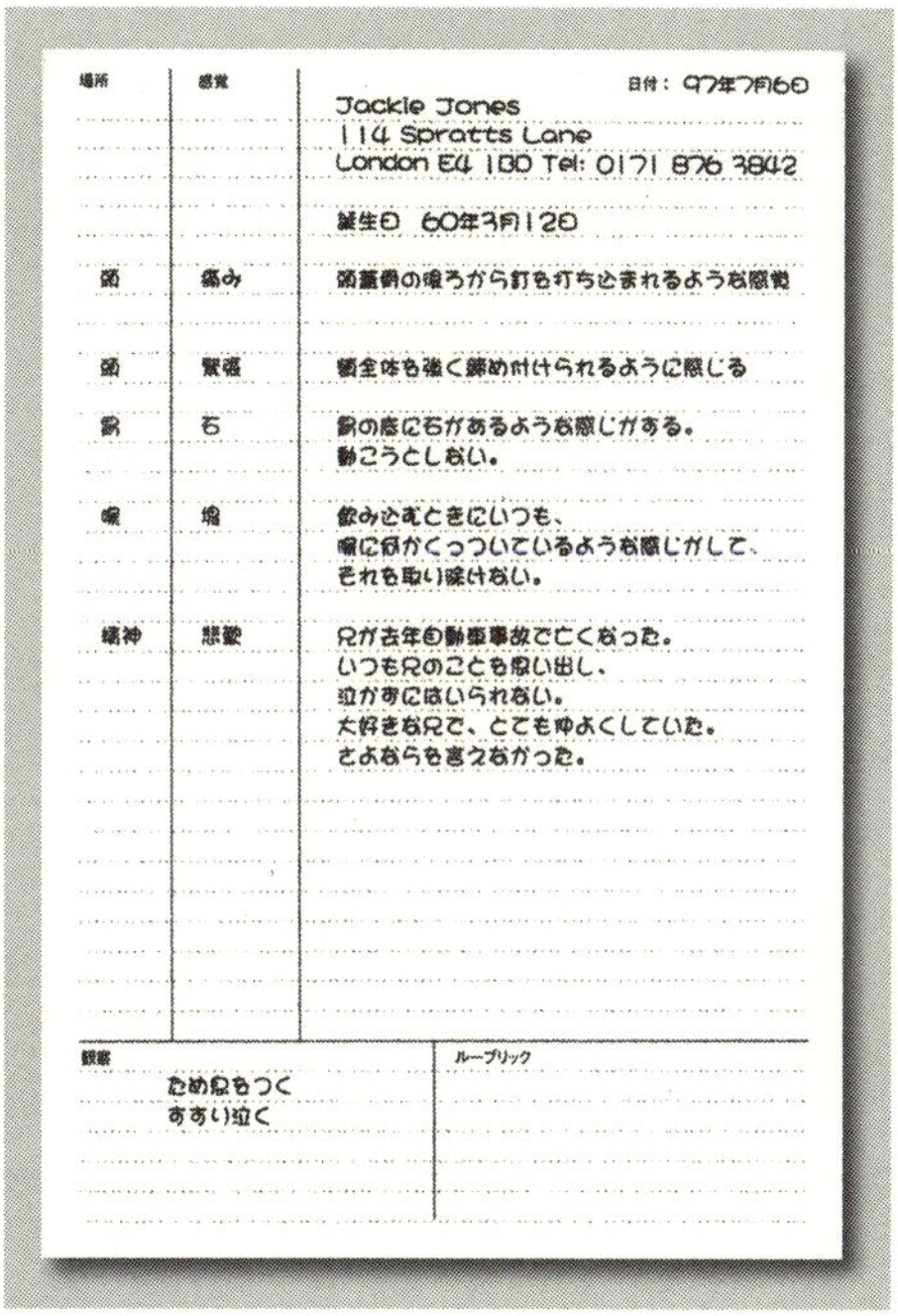

参考資料:『ホメオパシー入門』(イラーナ・ダンハイサー　ペニー・エドワーズ著、産調出版)

問診を行う。症状ばかりに眼を奪われる現代医学のほうが、はるかに非科学的です。次に「マテリア・メディカ」（レメディ目録）で自分の症状にあった「レメディ」を検索する。ここにはホメオパシーで用いる主な「レメディ」の概要が載っています。

ホメオパスも、ここからまず患者にあった「レメディ」を探す。漢方医が患者の「証」に合った漢方薬を調合するのと同じです。

●新しい宇宙認識、存在認識への入口

以上のようにホメオパシーは、分析科学一辺倒の西洋医学の中に、忽然《こつぜん》と生まれた東洋医学とみなせます。「レメディ」はいわば西洋の漢方薬です。さらに、「希釈」「振とう」という未来的な「波動医学」まで到達してしまいました。だから現代的な科学の視点に立つかぎり困惑してしまうのです。

私はホメオパシーは、新しい宇宙認識、存在認識への入口に、案内してくれているように思えてなりません。

第12章　「運動療法」：体を動かし発ガンは三分の一に
――散歩、ヨガ、登山……仲間とやれば、より効果的

＊　「運動」で発ガン率三分の一に！
＊　運動不足は〝緩慢《かんまん》な自殺〟である
＊　ポーズ・運動に集中し悩みから解放
＊　「いずみの会」の生存率九五％！
＊　「心」「食事」「運動」の三本柱
＊　筋肉から分泌されるマイオカイン

●「運動」で発ガン率は三分の一に！

「運動をするとガン細胞は小さくなる」

いわゆるガンに対する運動効果です。いまやガン治療の常識です。だから患者をベッドに寝かせきりにする現代ガン医療は根本からまちがっています。歩ける患者は歩かせた方がいい。走れる患者は走らせた方がいい。それがガンの「運動療法」です。

ラットの興味深い実験があります。ラットを、回転輪をセッセと走る「運動」グループと、じっと動かない「非運動」グループの二群に分けて、観察をつづけました。すると結腸ガンは運動不足の「非運動組」には五二％も発症。これに対して「運動組」は一九％。つまり運動不足は二・七倍も結腸ガンを増やしたのです。小腸ガンは、さらに大差が出ました。三七％対一一％。じつに三・四倍も運動不足ラットは発ガンした。肝臓ガンは一〇〇対六六で一・五倍差。全体でも「運動組」はガン発生率を三分の一に抑制させた。つまり運動不足は決定的な発ガン原因となる。言いかえると「運動」はガンを予防し減少させる。ラット実験は「運動療法」効果を立証したのです（アメリカ健康財団レディ博士ら）。

ほかにも運動とガンの研究があります。たとえば、一日中デスクワークをするひとは、そうでないひとより肝臓ガン、大腸ガンが多い、という報告があります。

●「指一本でも動かせ！」沖ヨガ

「運動不足は、〝緩慢《かんまん》な自殺〟である」

この言葉は、今もはっきりと頭に残っています。

沖ヨガの沖正弘導師にはさまざまな深い啓示をいただきました。

「たとえ、重病で横たわっていて全身が動かなくても、指一本が動くなら、それを精一杯に動かせ。すると、他の指、腕、そして体全身機能が回復してくる」

人間も動物の一種。〝動物〟とは、まさに動く物。生きているということは、動いているということなのです。動きが止まる……それは〝死〟を意味するのです。

沖先生は、また、つぎのように教えてくださった。

「一時間以上、同じ姿勢を続けてはならない」。これも「動きが止まる」ことの戒めです。体が一定の姿勢で長く固まってしまうと、筋肉も固まり、血行も停滞し、神経も圧迫される。旅客機などで多発するエコノミー症候群が、その恐ろしさを教えてくれます。運動不足で、文字通り急死するのです。

つまり、生命エネルギー（氣）の流れが滞《とどこお》ってしまう。ヨガのさまざまなポーズも呼吸法も、このエネルギーの流れをスムーズにすることを目的としています。

●ヨガポーズも立派な運動療法

三島の沖ヨガ道場――。末期ガンから難病までさまざまな患者さんが全国から集まり〝修行〟していました。驚いたのは沖導師は、かれらをまったく病人扱いしない。朝は竹刀《しない》を振るって大喝。なんと早朝から全員ジョギング。むろん体力が弱って走れないひともいる。そんなひとたちも、ゆっくりでも歩かせる。ただし、走れる体力のある患者がトロトロ歩いていると、先生のカミナリが落ちる。とうぜん、さまざまなヨガのポーズ指導もある。私も取材かたがた実践したが、じつに気持ちのいいものでした。

ヨガも、最近の医学研究で優れた運動療法であることが立証されています。

いわば静的運動……。わかりやすくいえば、ストレッチングの一種なのだが、ふだん使わない筋肉を呼吸を深く吐きながら、ゆっくりとのばしていく。そのとき眠っている筋肉（スリーピング・マッスル）や、内部で動かない筋肉（インナー・マッスル）が伸ばされ緊張して心地好い。筋電流を測定すると、これら筋肉がミクロレベルで収縮を繰り返し、立派に〝運動〟していることがわかります。

われわれは運動というと走ったり、ダンベルを持ち上げたり……だけをイメージしますが、じつはヨガのポーズも、立派な「運動療法」なのです。

●運動に集中させ悩みから解放する

ヨガ指導を受けて面白かったのが〝死体（ダム）のポーズ〟。ひとつのポーズを行ったあと、必ず、行わなければなりません。「体中の力を抜いてあお向けに……。顔の力も抜いて、アホ面《づら》で……全身の氣の流れを感じてください」。指導者の説明をいまだ、はっきり思い出します。ヨガポーズは一種の緊張。ダムポーズは弛緩。そのくりかえしで、手指の先から足の指先まで、全身に氣エネルギーがじつに心地好く流れるのを感じました。さらに、ヨガ道場ではマットの上を前転したり、後転したり、ロープでぶらさがって、お互いに落としっこしたり、まるで運動会。とにかく、体をよく動かさせる。まさに「運動療法」オンパレード。これでは、クヨクヨ悩んでいる暇などありません。ポーズや運動に集中させることで、心の悩みやストレスからも解放させているのです。これも「運動療法」の大きな効用といえます。

●患者会「いずみの会」の奇跡

「……ガン発病の背景には、心の問題、経済の問題、職場の問題、食事の問題、生活習慣の問題がある。明らかにガンの原因の多くは『ストレス』『乱れた食事』『運動不足』にある。これは子どもから老人まで、日本人すべてにいえることだ。だから『国民病』なのだ」

これはNPO法人「いずみの会」代表、中山武氏の指摘。かれは言う。

「ガン手術を終えた医師のほとんどは『いままで通りでいいよ』とか『栄養のあるものを食べなさい』というだけで、心の指導と、運動の指導をしないし、できない。手術の後こそが重要なのに、それにさえ気がつかない。悲しいことだが、これが現状である」（『ガン　絶望から復活した15人』草思社）

この本は、ガン患者一五人の復活の記録です。「いずみの会」は会員数約七五〇名のガン患者の会。この会は驚異の生存率で医学界の注目を集めています。

●①心、②食事、③運動の三本柱。

会長の中山氏は一九三二年生まれ。㈱マルデン取締役。八一年に早期胃ガンが発見されましたが玄米菜食でガンは退縮。しかし、三年後に胃ガンは再発。今回は進行の早い悪性のスキルス性胃ガンで「六か月以内に必ず再発、助かる確率は三万人に一人」と医者に残酷な宣告をされました。ぎゃくに、かれはこの一言に発奮。食事療法を中心に体質改善を徹底的におこない、ガンは完全に消滅しました。一九九〇年、「いずみの会」設立。九二年、会長に就任。総会員数七四三人（うち、医療関係者八人、健常者二〇人〔二〇〇七年度〕）。

中山氏は断言します。「三期、四期のガンも克服できる！」。

「いずみの会」のガンを治す道筋は――①心の改善、②食事の改善、③運動……の三本柱。

中山氏は言う。「過度のストレス、過食、睡眠不足……一五人の体験を読むと、ガンを招いた原因が見えてくる……」（前著）。

●驚嘆！「いずみの会」生存率九五％

「いずみの会」は、その驚異的な治癒実績を誇ります。

「発足から一七年、ガンといえども会員さんの生き抜く力は強く、亡くなられる方は年間五%と非常に少ない。それが口コミで広がり、会員増につながった」と中山会長。ガン患者の会でありながら亡くなるひとは年に五%……!

「毎年、『実質患者会員』一〇〇人あたり九五人が生き抜いている」(中山氏)というから驚嘆します。生存率九五%……も一〇年間の平均値……というから驚嘆する。

ただし、ここでいう「実質患者会員」とは「入会後、半年以内に亡くなられたかたは、会員の数に数えていない」ので、「それ以外の方となります」。理由は――。

「……会がすすめている治療法は、心の改善と食事の改善と運動で、いずれも効果が出るまで早くて半年、長くて数年かかる。抗ガン剤や手術で臓器を痛め付けられ、弱り切っておられる方々にはお役に立てないのが実情だ」「まことに胸が痛むことだが、こういう方々はほとんど半年以内に残念な結果になってしまう」

それでも入会を認めるのは「なんとか入れてくれ」と切望される患者もいるからです。中山会長にいわせると、「むしろ『手術や抗ガン剤治療をしても意味がない』と医師に見放されて、なにもされなかったひとのほうが、まだ快復の見込みがある」という。日本のガン治療を告発した医療ジャーナリスト、故・今村光一氏は名言を残している。

「――ガン患者で治るのは、医者から見放されたひと、医者を見放したひと」

■「いずみの会」はガンの克服に成功した！（ガンはなぜ「治る」「治らない」の比較）

表A

項目	成功者の共通点	犠牲者の共通点
①告知の問題	患者本人の自覚が大切	本人に隠して治そうとする
②本人の考え	素直になって死ぬ気で努力	自己の主観で判断してしまう
③家族の協力	絶対的な無条件での協力	家族の考えを押し付ける
④常識の問題	がんに関する全常識を転換	今までの常識の延長線で判断
⑤基礎的考え	体質の転換を図る	体力の強化を図る
⑥対策の基本	自己免疫力アップの自助努力	医師や専門家や情報にすがる
⑦食生活問題	玄米菜食中心の食養を実行	好物指向や補助食品指向
⑧抗癌剤問題	自ら勉強して良否を判断	主治医におまかせ＆長期使用
⑨ストレス問題	対処法を身に付ける	無視している
⑩情報の収集	高克服率のもののみに限定	新しい情報の模索と乱獲
⑪個人差問題	特に重視をして取りかかる	取り上げない
⑫克服の焦点	生きぬくための焦点合わせ	壮絶な闘いに挑む
⑬運勢の問題	運勢の強化を図り、感謝の心	いっさい無視

出典：「いずみの会」広報資料

■三期、四期も元気一杯！「いずみの会」驚異の生存率

表B　＜2007年3月名古屋大学医学部講義発表分＞

「いずみの会」患者会員の実態（年間）（2007年3月31日）
総会員数743人。うち、医療関係者8人。健常者数20人。（18年度）
差引き　患者会員数715人。年間志望者数51人。
患者会員年間死亡率6.85%　同、年間生存率93.15%

患者会員　部位別集計表（在籍者・入会時・人）

2006年4月1日〜2007年3月31日

期	I	II	III	IV	小計	不明	計	前年比	死亡者	評価
前立腺	6	7	17	2	32	9	41	−4	0	◎
脾臓	2	3	3	8	16	6	22	+1	4	◎
肝臓	=3	=4	5	1	13	3	16	+2	0	◎
食道	5	7	4	=0	16	3	19	−4	1	
胃	38	43	28	10	119	12	131	−18	13	
大腸	=8	20	58	8	94	14	108	−18	9	
肺	8	19	38	10	75	13	88	−19	13	
膀胱	6	3	4	=2	15	3	=18	=	2	◎
乳	28	23	46	2	99	23	122	−13	2	◎
子宮	9	=7	=10	1	27	3	30	−1	1	◎
卵巣	5	8	17	3	33	5	38	+1	1	◎
その他	6	11	21	7	45	37	82	+11	5	
計	124	155	251	54	584	131	715	100%	51	
構成（%）	21.2	26.5	43.0	9.2	100%	18.6	部位別		7.13%	

●「だいじょうぶ。絶対よくなる――」

「実質患者会員」のうち四分の一が初期ガン。残り四分の三は二期以上のひとたち。それは「再発の可能性が高い」「転移・再発したひと」「医師に見放されたひと」「治療の手立てがなくなったひと」「余命宣告されたひと」など……。それでも年間死亡率は平均五%……というから医学界は仰天、驚嘆して、この会を注視しています。会員は比較的、中高年から高齢者が多い。だから生存率、平均九五%は一般のひとびとと変わらないのではないでしょうか。

「この成績が『ガンの常識』の中では驚異的なので、患者さんの間に口コミで広がり、医師をはじめとする医療関係者も『いずみの会』に注目し、なかには入会していくひともおられる」(中山氏)

結論をあっさり言ってしまおう。この素人集団の患者会の実践する〝治療法〟が正しい。現代医学の「ガンの常識」がまちがっている。病院で行われるガン治療が根本から誤っているから、これだけの大差が出た。ただ、それだけの話です。

会が指導する①心の改善は、やはり会長の中山氏の人徳による。お会いすると背筋が伸び、毅然としておられる。自らも末期ガンを克服完治された実績と指導――その説得力が大きい。それと会員同士の連帯感、励ましあいも大きな力となっている。

「だいじょうぶ。ぜったいよくなる。死んでたまるか」。これが会の励まし合い言葉。

●〝あの世〟行き新幹線に乗せられ

「ガンは常識を変えれば治りやすい」中山会長は断言する。

「だけど多くのひとはぎゃくに〝あの世〟行き新幹線に乗っちゃってる。病院に行くと機械で検査され、自動的にベルトコンベアに乗せられ〝あの世〟に行っちゃう。だから怖い」。中山会長は一年ほど前、三八〜九℃の熱が出たので二〇年ぶりで病院に行った。「その時、CTとか撮って、うっかり何か見つかったら最後、ベルトコンベアに乗せられる。アンラッキー。〝死刑の宣告〟ですよ。医者は抗ガン剤などで徹底的に叩くからね。見つからなくても『安全のために』と抗ガン剤を打つ。だから三三万人以上が死ぬわけです。それを止めれば三分の一くらい、すぐ助かります。約一〇万人が救える。これは大きいですよ」「緩和ケアで抗ガン剤などガンガンやられたひとを、医者が会の方に紹介してくる。だけど自己免疫力を消されちゃって……どうしようもない。何もしないふつうの状態ならいい〝火種《ひだね》〟が残っているんですけどね……」。

●死ぬのが嫌なら徹底的にやれ

中山会長は「患者教育が必要」と言う。「自覚してもらう。お医者さんにまかせちゃうから亡くなる」。かれは患者たちを励ます。「死にたくなかったら、バカになって勉強しなおす。自分の免疫力を上げる食事、環境……それを自然に戻す。死ぬのが嫌ならやる。徹底的にやる。

人生、もういちどやり直せ！　するとコロッと変わる。怖い抗ガン剤をやめる。希望、元気が出てくる」。

「いずみの会」がやっていることは「本当の改革、革命——一生懸命やっています。すると平均寿命より長生きできる可能性が出てくる。味覚、嗅覚、みんな変わる！　糖尿病なども治ってしまう。たとえば目薬たらしただけで目が真っ赤になる。異物に反応するんだね。現代人は、野生の動物とは別の生体に化けちゃってる！　身長は伸びてもなかはガタガタですよ」。

●明るく！楽しく！元気よく！

中山さんは「なんでも、やりたいことをやれ！」という。会のハワイ旅行もそのひとつ。

「こんなにいい病気はありませんよ。社会も認め、家族も認めてくれる」。

かれ自身もガンと診断されて、なんとオープンカーを買ったという。「若いときの夢」と笑う。「隣に美女を乗せると最高ですね」と言えば「そうだねえ……」とニヤリ。「ひとに迷惑かけなければ、何やってもいい。前向きに生きろ！　後ろ向きの心は捨てろ！」。かれは「一人でもいい。救いたい」といずみの会をたちあげた。その熱い思いは著書『論より証拠のガン克服術』（草思社）にこめられている。手にとれば心に希望の灯を熱く点してくれるはずだ。サブタイトル「長期生存者の会が教えるガン体質改善法」。

最後に「これがたいせつ！」と大きな声で繰り返された。「明るく！　楽しく！　元気よく！」。

●孤独から解放してくれる「集団療法」

中国にも「ガンの学校」という患者会があります。末期ガン患者が大半だ。なのに驚異的な治癒率をあげています。この会のモットーは「笑うこと」「踊ること」。じつに陽気です。これらがガン治療に卓効があることはいうまでもありません。

連帯感は、患者を孤独感から解放してくれます。一種のグループ・セラピー（集団療法）。その効果も見逃せない。「いずみの会」のような患者会にいるだけで、孤独感がケアされ治療効果が現れるのです。

「いずみの会」の②食事改善は玄米菜食とオーソドックス。それに加えて③運動で血行をよくし、体を温めることをすすめています。

私の尊敬する安保徹教授は、ガンを治す三つの方法として⑴笑うこと（心の改善）、⑵食事の改善、⑶体を温める……をあげておられる。やはり「いずみの会」と共通します。

●散歩、ジム、バドミントンなど

「いずみの会」のすすめる③運動も、無理をしない散歩でも十分に効果があります。

たとえば内山雄次さん。上行結腸ガン・三期という末期で肝臓にも〝転移〟していた。ガンが発見されたのは六九歳のとき。六か月間、抗ガン剤投与。副作用は辛かった。ところが半年後、肝臓にもガンが……。抗ガン剤は効かなかった。肝臓を四分の一切除。退院してすぐ「いずみの会」を訪ねた。抗ガン剤治療中に偶然新聞で「いずみの会」の記事をみつけ、それが結果として生死を分けました。中山さんの指導で玄米菜食を三か月がんばったら急に腫瘍マーカー値が下がり正常範囲の一・〇に！　心も元気に、体力も回復、さらに毎朝の散歩も一時間、「運動療法」として続けた。嫌いだった人参もジュースにして飲んだ。冷えにも気をつけた。けっきょく高血圧症も高脂血症まで治ってしまった。手術から五年後、まったくガンは消え失せた。

中山氏は「運動療法」の効用を説く。

「……『ガン患者学研究所』の川竹文夫氏は熱心な玄米菜食主義で知られているが、かれはトレーニングジムで筋肉を鍛え、逆三角形の見事な体格になった。さらに、区のバドミントン大会に出場し、一〇時間にわたって七試合を闘い優勝した」

●全国の病院！「運動療法」を採用せよ

川竹さんの著書『幸せはガンがくれた』（創元社）でも、末期のすい臓ガンで医者から死の宣告を受け見放された中年男性が、雨の日も雪の日も憑《つ》かれたように病院の庭を歩き続けて、ついにガンを完治させた感動秘話が載っています。まさに、これこそ「運動療法」の奇跡的効果を立証したエピソード。歩き続ける……そのこと自体が「生きる」という意志の現れなのです。

運動がガンを予防し治療することはさまざまな実験、臨床例で証明されています。

しかし、実際に病院でガン患者に「運動療法」を施《ほどこ》しているのか？　そういう事例は寡聞《かぶん》にして聞かない。一方で「いずみの会」や「ガン患者学研究所」など、素人のガン患者たちが、「運動療法」を実践して驚異的効果をあげている。皮肉といえば、これほどの皮肉はありません。全国の病院は、この「運動療法」を速やかに取り入れるべきです。

患者さんを毎朝、散歩させる。あるいはジョギングさせる。またはヨガポーズを実践させる……だけ。なんとかんたんなことでしょう。これだけでガン患者は、みるみる快復に向っていく。それとも、こんなかんたんな方法でガン患者が治っては、困る理由でもあるのだろうか？

■問い合わせ：「いずみの会」事務局
〒454―0815　名古屋市中川区長良町2―58　☎：052―363―5511　Fax：052―362―1798（受付時間：10：30〜16：30　水・木・日・祭日休み）

●医者の告知が最大発ガン要因

だれでも平均して体内に毎日約五〇〇〇個も産まれているガン細胞……。

NK細胞に攻撃されて、ほとんどが死滅します。だからガンは大きくなりません。ところが最近のガン検診は「ガンを細胞レベルで発見する」が謳《うた》い文句。そして医者は患者に向かって、厳《おごそ》かで深刻な面持ちでこう告げる。

「検査の結果、ガン細胞が発見されました……」

患者はガーンとショックで青ざめ、その瞬間、ストレスと恐怖、不安で気分はガクーンと落ち込む。それに比例してNK細胞も激減。専門医によればガン告知のショックで免疫力は三分の一に激減するという。つまりNK細胞も三分の一に。するとガン細胞は三倍に増えるのが道理。つまり……ガン告知→不安・恐怖→免疫力低下→NK細胞激減→ガン細胞激増→ガン腫瘍増大……という悪循環になる。なんのことはない。医者のガン告知が、ガン増大の最大要因だった。安保教授のいう「ガン検診は受けてはいけない」根本理由がここにあります。「運動療法」は、体を動かすことに集中し、その不安、恐怖からも自らを解放するのです。

●登山など「いきがい療法」を見直す

ガンの「いきがい療法」が注目を集めています。

それは、モンブランや富士山にガン患者さんたちが登頂する、といったもの。登山したガン患者さんたちは、元気一杯の笑顔。とてもガン患者とは思えません。ガン患者がモンブラン登山なんて聞くと、普通のひとは仰天してしまう。健康なひとでも躊躇《ちゅうちょ》するのに、ましてやガン患者が……と絶句。しかし、老若男女だれでも毎日五〇〇〇個ものガン細胞が産まれていることを忘れてはなりません。さらに、人間だれでも体内に数百万から数億個のガン細胞が存在する。またガンが大きくなっても、そのガンが原因で死ぬことはない、という。だから交通事故で亡くなったひとを解剖するとガンがあちこちにあるひとが珍しくない。「老衰で亡くなったお年寄りを解剖すると、七、八割に、あちこちガンがあるんですね。だからガンはあってあたりまえ。怖いモンやないです」と昇幹夫医師（前出）。胃ガンが二倍に成長するのに八年以上もかかった例も。最短でも約一年半。固形ガンが六年、七年変化しないのは医者の常識という。なんのことはない。ガン患者は、やはりガンでなく抗ガン剤や放射線治療などで〝殺されている〟のです。「ガン患者の八〇％はガン以外の原因（治療）で死んでいた」。この岡山大医学部の臨床報告も、うなずけます。

●八〇〇〇m級に登頂！　女性ガン患者たち

東京女子医大、神経内科では再発予防のため、女性ガン患者たちに「運動療法」を取り入れています。それは登山。名称、FRCC（フロント・ランナーズ・クライマーズ・クラブ）。「乳ガンになって二一年目。骨と肺に〝転移〟して一二年目」という外国人女性も。一九八八年には八〇三五メートルものガッシャーブルムII峰に集団登頂。さらに三泊四日の山行で奥穂高山頂（三一九〇メートル）！　こうなると本格登山家も顔負け。四三歳で乳ガン、四八歳で甲状腺ガンを患った女性（五五歳）会員は「入院したときの同室患者は、みんな亡くなった」

という。しかし「登山でここまで来れた、歩けた、という自信がふだんの生活も元気にしてくれる」と力強くほほ笑む。

同大が目指すのは患者のQOL（クオリティ・オブ・ライフ：生活の質）の向上。

登山という「運動療法」は、まちがいなく生理的効用も確認されています。海外でも「運動が乳ガンなどを改善、抑制する」という医学論文があります。それは……定期的運動↓血中エストロゲン量減↓乳ガンの再発防止・予防……というメカニズム。山頂で万歳をするFRCC女性メンバーたちの顔は底抜けに晴れやかだ。「ガンになって初めて知った生きる喜び！」。彼女たちは、幸せをガンにもらったのです。

●筋肉から活性物質〝マイオカイン〟

「運動療法」による医学的効能メカニズムも最近、次々に解明されてきました。

冒頭ラット実験で「運動群」のガン発生率が平均三分の一に減っていたことについて、研究者たちは首をひねりました。論文も「理由はわからない」。「恐らく……」推論として「運動すると腸のぜん動運動が促進され、消化、排泄が向上したことによるものだろう」といった〝結論〟。ところが、最近の研究で筋肉は、活発に活動すると、筋肉自体が「さまざまな生態有効成分を分泌している」ことが判明してきました。その物質は〝マイオカイン〟と命名され、約三〇種にのぼるという。つまりホルモンに準じる活性物質を筋肉は生産していたのです。それは、免疫向上、老化防止、代謝促進など、生命活動を促進するさまざまな効能を持つ。だから、筋肉を鍛え、強くするほど生命力は向上します。若さは保たれる。ヨガで戒める「運動不足は、緩慢な自殺である」という教えは正しかったのです。

私は一日中机に座りっぱなしの原稿書きが日常仕事。しかし、運動不足にはなりません。分厚い革ベルトを腹帯《はらおび》として腹筋を締め、腹圧をかけながら執筆する。ヨガでいうクンバク筋肉強化法。さらに腕、胸の筋肉は数秒間、思いっきり力をこめる。一日五秒以上、筋肉に八割以上の負荷をかけると急激に増強していく。アイソメトリックス（静的運動）理論と呼ばれ、医学的にも立証されています。ヨガに通じる筋肉強化法。だから座業（デスクワーク）でも運動不足を解消することは可能なのです。運動をすると壮快感に満たされる。それは筋肉から生命活性物質、マイオカインが放出されているからなのだろう。さあ、いい汗をかこう！

第13章

「呼吸療法」：どこでも、いつでも、すぐできる

――息を数える数息観《すうそくかん》・「長息長命《ちょうそくちょうめい》」は生命の真理

＊「長息長命《ちょうそくちょうめい》」は生命の真理
＊老化の元、活性酸素を減らす
＊息を数える「数息観《すうそくかん》」の勧め
＊祈りは〝魂の呼吸〟である
＊「呼吸療法」がガンを治す訳《わけ》
＊「瞑想」「イメージ療法」へ

●「吐く」ことに意識を置く

「呼吸法の良い点は、吐くということに意識をおくことです」

日本に於けるガン統合療法の第一人者、帯津良一医師は「呼吸療法」を強く推奨します。

「吐くという行為に重点を置くと体を調整している自律神経が交感神経優位から副交感神経優位に変わってきます。そうすると、ある種、休息の状態が得られるので、疲労回復や病気の予防につながるわけです」

帯津医師は言う。

「一つの形にこだわるのではなく、自分に合った、体が気持ちよくなるものを見つけていくことで、命の源泉となった虚空と深くつながっている喜びを感じ、命が新たに生まれ変わるような気持ちになります」

帯津先生は一日三〇分間、道着を着て帯津流氣功（呼吸法）を実践、指導しておられる。

「天の氣と地の氣をしっかり取り入れて生命場を高める」（帯津医師）。まさに、これは究極の呼吸法、気功そのもの（『疲れとり自然健康法』ほんの木）。

●「笑い」は最高の「呼吸療法」

「笑い」こそは最高の「呼吸療法」です。

笑っているときの酸素のとりこみ量は、あらゆる呼吸法の中でも最高なのです。だから、できるだけ笑う機会をつくることは、健康維持のためには、きわめて大切なことなのです。

ヨガにも「笑い」の「行法」があります。お互い手をつないでワッハッハ……とやる。五〇〇〇年以上の歴史があるヨガも「笑い」の効用をとっくに認識していた。ガン患者と〝宣告〟されたかたなら、なおさら「笑い」を積極的に暮らしに取り入れる必要があります。お笑い番組やビデオを観たり、寄席に通ったり、友達と談笑したり、「笑い」を暮らしの一部としよう。

ただし、人間のべつまくなく笑っているのは不可能。寝ているとき、仕事をしているとき、読書をしているとき。これらふだんの動作でおこなっている呼吸を見直したい。

●一生の呼吸回数は決まっている

生命の基本は「呼吸」にあります。わたしは二〇代半ばで沖ヨガを学び、沖先生から「人間、一生の間にできる呼吸回数は決まっている」と聞かされ、なるほどナ……と感心した記憶があります。それは動物にも言えそう。ハツカネズミはきぜわしく呼吸を繰り返している。だから、その一生は短い。これに対してゾウガメは地上で最長寿を誇る動物。その呼吸は、数分間に一回レベルという。動作もネズミとは対照的。まさに彫像のごとき威厳がある。わたしが感心したのは、母方の祖母に同じようなことを聞いたからです。祖母は九四歳の天命を得ました。少年のわたしは問いました。長生きの秘訣はなに？　祖母はゆっくり答えました。「息をゆっくり、細う、長《なご》う吐いたらヨカ……」。その理由は「長ーい息は、長生き」と教えてくれました。

まさに、亀の甲より年の功。以来、わたしは呼吸をゆっくりと深くすることを旨としてきました。沖ヨガの教えは、祖母の教訓が真理であることを感得させてくれました。

ちなみに沖ヨガは「人生で食べる食事の量も決まっている」と諭《さと》す。大飯喰いは、それだけ早く「食い納《おさ》め」が来る。これも祖母の教えと一致した。祖母は長寿の秘訣として、もうひとつ「おまんまは、手のひらに乗るほどを、よーお噛んでいただいたらヨカ」と教えてくれた。「長息長命《ちょうそくちょうめい》」「少食長寿《しょうしょくちょうじゅ》」こそは生命の真理です。

●『心療内科』と自律訓練法

さらに、わたしに「呼吸法」実践を学ばせてくれた教えがあります。

それが九州大学医学部で心療内科を開設された池見酉次郎教授（前出）の著書との出会い。書名もズバリ『心療内科』。池見教授は、現代医学では恐らく日本で最初に心身相関を臨床医学に取り入れたかただと思います。そこで学んだのが「自律訓練法」。それは横になった状態で「両手が重い、暖かい……」と呼吸をゆっくり吐きながら自己暗示をかけて、心身をくつろがせていく方法。一種のリラックス法だが、佐賀県で気功を取り入れた治療を実践している矢山利彦医師（矢山クリニック院長）は「これは気功に通じる」という。

就寝時に「自律訓練法」を実践すると、知らないうちに深い眠りに入っており、不眠症などとは無縁になります。

●呼吸の数を数える「数息観《すうそくかん》」

わたしの呼吸法にもう一つ影響を与えたものに、韓国の禅のお坊さんとの出会いがあります。かれはニンニクの匂いも旺盛な荒法師でしたが、どこか、にくめない愛嬌もありました。かれはわたしに呼吸法も伝授してくれました。それは「数息観《すうそくかん》」という行法で、簡単にいえば「吐く息をゆっくりと数える」という、いたって簡単なものであった。

背筋を伸ばし全身の力を抜き、半分、瞑目して、吐く息を「いーち、にぃー、さぁーん、しぃー……」と数える。就寝時なら布団の中で寝た状態でやってもかまわない。

これをやってみると、手足の先がポカポカしてくる。抹消血管が広がって血流が促進されているのを実感する。血の滞《とどこお》りは万病の元。それを「数息観《すうそくかん》」は、いともかんたんに改善してくれる。

●若さの秘訣は一分間呼吸

「肩凝り、白髪、冷え性は、これ一発で治りますよ」と、そのお坊さんは教えてくれた。これらは、どれも末端の血行不良が原因。だから、呼吸法の改善で治ってしまう。言い方を変えれば、呼吸法がまちがっているため肩凝り、白髪、冷え性になったといえます。

わたしは、これらの病にはまったく無縁。それも三〇余年、この「数息観《すうそくかん》」を実践してきたおかげかもしれません。五八歳にして髪は黒々艶々しており「染めているのですか?」と必ず聞かれる。わたしは中学のとき四キロメートルほどの峠道を自転車で通学しました。一キロメートル以上続く心臓破りの道を毎日こいで登って鍛えたため肺活量が人なみ以上に発達。胸囲も一メートル以上に。そのおかげか「数息観《すうそくかん》」でだんだん数える回数が増え、いつの間にか六〇を超えてしまいました。今では安静時の呼吸は一分間に一回です。それをいうとたいていのひとは目を真ん丸に。しかし、これは驚くほどのことではない。禅のお坊さんなどにはザラ。ヨガ行者などには数分に一回なども珍しくありません。とくに疲れたとき、イライラするときなど、この「数息観《すうそくかん》」で一分呼吸をすると不思議に心身が落ち着きます。老化の元凶は活性酸素です。長息は活性酸素のとりこみを少なくする。だから、医学的にもその効用は立証されます。

●いつでもできる「代替医療」だ

「数息観《すうそくかん》」行法は、今日からだれでもできる。息を鼻からゆっくり吐きながら数えるだけ。これは、考えてみれば座禅そのもの。あるいは瞑想(メディテーション)。それは心身がもっとも調和のとれた状態に近づこうとしている状態なのです。初心者は、最初から一分間などはとても無理。呼吸困難になってしまいます。そこで一〇まで数えればよしとする。コツは最初に吐くこと。「呼吸法」を指導すると、たいていのひとが、まず最初に大きく吸い込む。これはまちがい。「呼吸」という字をよく見て欲しい。まず「呼」があり、次に「吸」がある。「いつ吸うのですか？」とも聞かれる。「息をゆっくりと吐ききれば、勝手に空気は入ってくる」と教えています。

ちなみに『自発的治癒』（邦題『癒す心、治る力』上野圭一訳、角川文庫）という名著でアメリカ医学界に衝撃を与えたアンドルー・ワイル博士も〝ワイル式呼吸法〟を提唱しています。それは「吸って四つ数え、止めて七つ数え、八つ数えながら吐く」というもの。まさに、見事な西洋式「数息観《すうそくかん》」である。この呼吸法を実践する翻訳家、上野圭一氏は「呼吸法は、コンパクトでお金のかからない、どこにでも持っていける代替医療」と言う。同感です。

●羽毛の落ちるのをイメージ

なぜ、心の中で数を数えるのか？

それは数を数えることで雑念が沸かず無心になれるから。座禅では「心を無にせよ」と諭《さと》されます。いろいろな想念が脳内に沸いてくると、身体はそのイメージに反応してしまう。嫌な奴を思い浮かべると体内にはアドレナリンが放出される。すると心中ムカついて、生理均衡バランスは崩れ平常心どころではなくなります。ところが「数息観《すうそくかん》」では数を数えることに集中するので雑念の沸きようがない。これは瞑想の一種のテクニックなのでおすすめしたい。もう一つ。わたしが呼吸法を指導するときのヒント。

「目の前に空から鳥の羽がゆっくり落ちてくるのをイメージしなさい」

羽毛はゆっくり静かに落ちていく。それと吐く息を合わせる。吐き終わったら、また上方から羽毛がゆっくり落ちてくる。羽毛をイメージするのは、やはり雑念を避けるためです。

●さまざまな宗教の祈りに通じる

この呼吸と瞑想は、さまざまな宗教の祈りに通じます。

「祈りは魂の呼吸である」という至言があります。キリスト教徒は、神を一心に念じて敬虔《けいけん》な祈りを捧げる。仏教徒は経典の読経《どきょう》により無心の腹式呼吸を行う。回教徒は一日に数度、アッラー（神）に向かって深く深く息を吐きながら伏して祈りを捧げる。

様式、外観は異なれど、その本質は同じです。深く息を吐き、造物主である大宇宙（神）と一体化する。ここでいう一体化とは雑念、私念からの解放です。宗教の究極の境地は大我（宇宙）と小我（個）との一体化、合一です。つまり宇宙と自我との一体感の感得……。その悟りに至る道が呼吸なのです。

●呼吸は究極の心身調和への道

「自律神経系によって支配されている生理活動のなかで、呼吸だけは意志によってコントロール可能である。つまり、呼吸を制御することで究極の理想的心身の状況に到達できるのである」と沖正弘導師は教えておられます。

「……古来行われた『呼吸法』の主なものには、意識を数に集中する**①数息呼吸法**、意識を一点に集中する**②内観呼吸法**、腹をしぼり、それに抵抗するように力を入れて行う**③縛腹調息法**、そのほか、**④養気調息法**、**⑤収気術**、**⑥胎息法**、**⑦魔訶止観法**、老子の**⑧横隔膜呼吸法**などがあるが、これらはどれも『丹田』に力を入れる『腹圧呼吸法』である」（『実践瞑想ヨガ――生活篇』沖正弘著、日貿出版社）

「丹田」とは「下腹部の臍（へそ）の下にあたるところ。ここに力を入れると健康と勇気を得るといわれる」（『広辞苑』）。

●丹田〝神の座〟に意識を集中

ヨガでは丹田を〝神の座〟と呼びます。それは呼吸法で意識を集中する箇所。それどころか行住坐臥《ぎょうじゅうざが》、二四時間、常に意識を「丹田」に集中して行えば、もっとも無理なく無駄なき所作で行えます。その姿は優美で美しく流れるように見えます。だから、歌舞音曲から武芸百般まで、丹田に意識を集中することは要諦です。「腹が座る」「腹が出来た」などのたとえも、この丹田を指しています。

「この丹田に全身の力を集約して他所《よそ》の力を抜き去って動作するとき、初めて自然体を保つことができる」（沖導師）

なお丹田は、物理的に身体の中心部であるだけでなく、心身の中心極とみなせます。

大腸や小腸の腸間膜には夥しい神経が走っており、これらは太陽神経叢と呼ばれる神経組織を形成しています。太陽神経叢は医学的に〝第二の脳〟（セカンド・ブレイン）と呼ばれ、生命活動に大きなはたらきをしていることが判明しています。

●「腹が座る」とは丹田が座る

よく「腹で考えろ」などといいます。あるいは「腹黒い」「腹を割る」などなど。これらは〝セカンド・ブレイン〟にも「思考能力」があることを示しています。ちなみに「腹が立つ」「腹ワタが煮えくり返る」などといいます。レントゲン映像を見ると、ほんとうに腸が立上り、痙攣《けいれん》する様がはっきりとわかります。怒り、憎しみ、恐怖……などの感情に太陽神経叢が反応、興奮し、腸が異常運動を起しているのです。

「腹の虫」が治まらず、いつも「腹を立てている」のは、真の腹（丹田）が座っていないからです。常に丹田が充実しているひとは、喜怒哀楽の感情に流されることはありません。

●ヨガの「完全呼吸療法」を体得

「ヨガの先輩たちは、不自然が病因であることに気づき、その不自然を自然に帰する方法を、人間や動物の自然状況を観察することによって体得し、それを人間生活にあてはめるように工

夫して行法を体系づけたのである。だからヨガの呼吸法には動物名のついたものがたくさんある」（沖導師）

たとえばカメの呼吸法。それは「上向いて深く静かなゆったりとした呼吸をながながとやっている」。

ヨガで指導する「完全呼吸療法」とは、つぎのようなものです。

①姿勢：直立または正座（息を吐き切ったのちに）。

②吸息

1．まず下肺に吸い込む（このとき横隔膜を下げ気味に。腹部が前に出る）。
2．次に少し肋骨を開いて、肺の中程に息を吸い込む（胸を突き出す気持ち）。
3．肺の上部をつきだして息を吸い込む。
4．最後に肩を上げて鎖骨部に息を吸い込む（下腹部が少しひっこみ肺最上部まで息がゆきわたる）。

「……この方法は、四つに別れているようであるが、実際には連続して行う」「要領は、横隔膜から鎖骨にいたるまでの胸腔を吸息しながら静かに順次広げてゆく」

③クムバク：次に息を少しもらして数秒間クムバク（保留息）する（要領は、肺一杯になった空気を一部排気と同時に下腹部に押し込む気持ちである。そして肩とみぞおちの力をぬいて、腰臀部《ようでんぶ》と下腹部に力をいれて息を止めている。このさい、舌を上顎《うわあご》につけて、意識を一点に集

中している)。
④吐息：吐息ごとに腹をひっこめる気持ちで（しぼり出し、押し出す。足と腹筋に力がはいって姿勢はすこしずつ前屈《まえかが》みになっていく心持ち)。
⑤吸気：八分吐息して、あと二分くらい残ったころに腹と足の力をすこしゆるめて、背を静かに伸ばしてゆく（すると息は自然にはいってくる)。

●誤まり、くたびれる肩式呼吸

ここまで読むと、ほとんどのひとは「おいおい、たかが息するだけで、こんだけ大騒ぎなのかい？」とあきれ果てるでしょう。これが、俗にいわれる腹式呼吸なのです。

まあ、四の五の言わず、書いてある順番で実践してみて欲しい。

よく、クセづくというが、なくて七クセ、知らず知らず、呼吸の仕方ひとつとっても自己流で、あやまった呼吸法をしているひとが多いのです。

いちばん多いのが肩式呼吸。お腹から息をためていかず、いきなり肺上部から肩にかけて息が入る。泣きじゃくるとき肩が上下する。肩を怒らせる。怒ったときも怒り肩となる。いずれも肩式呼吸となっており、酸素が十分に肺に入っておらず、本人も周りもくたびれる。

●呼吸が浅いとガン細胞は増える

「辛い」「切ない」「胸がふさがる」と愚痴《ぐち》るひとがいます。姿勢を見ると例外なく、猫背。背中が曲がっており、両肩が前に出ています。これでは「胸がふさがる」わけです。とうぜん、肺はおしすぼめられ、肺活量も乏しい。息がお腹までたどりつかず、肩のあたりにたまるだけ。呼吸も浅く、溜め息となる。すると気持ちも抑うつ状態で落ち込み、暗くなる。ガン細胞と戦う兵隊の免疫細胞（NK細胞）は、ご主人様の気分を素直に反映する。

気持ちが高揚するとNK細胞も急増する。「三時間笑っただけでNK細胞が六倍増えた」という実験例が、それを証明する。ぎゃくに絶望や不安、恐怖は気分を落ち込ませ、NK細胞の数も激減させる。健康な成人でも体内に数百万から数億個のガン細胞が存在する。ところが悪質な医者はこの事実を必死で隠蔽《いんぺい》する。「ガン細胞は、ひとたび生まれたら、宿主《しゅくしゅ》（患者）を殺すまで増殖する」というペテンの極みのウィルヒョウ学説に固執しているからです。「細胞レベルでガンを発見できる」豪語する検診医がいます。

人間、だれでも体内にガン細胞があるのが当然なのです。だから「だれでもガン患者にでっちあげる」と、この医者は宣言しているに等しい。そんな医者に診察されたら、命がいくつあっても足らない。まあ、結論を言えば「呼吸が浅い」とガン細胞は「確実に増える」のです。

●深い正しい呼吸はガンを治す

「呼吸が自然化すると、感じ方、求め方、効き方が自然になるので、自分に適した物や、必

要な姿勢、動作が正確にわかるようになる」（沖導師『ヨガ総合健康法　上』地産出版）

正しいゆったりとした腹式呼吸（完全呼吸）をすれば肺から心臓にかけての循環器系、さらに内分泌系、自律神経系、免疫系まで、正常になっていく。心身の調和が回復してくるのです。心身は心地好い充実感に満たされる。このときNK細胞も十二分に増殖し、体内をパトロールしている。かれらがキャッチしたガン細胞は次々に攻撃され死滅し、酵素で分解されて体外に排泄されていく。これが、「呼吸療法」がガンを治すメカニズムです。

さらに「呼吸療法」は「瞑想療法」「イメージ療法」につながっていきます。もっとも自分が望む至福の状況を想うことで、イメージが現実化していく。それは村上和雄博士（筑波大学）の「笑い」が遺伝子を変えることを証明した実験からも明らかです。心（イメージ）は、遺伝子（DNA）に作用して、そのスイッチをオンにするのです。だから「心」が「体」を変えることが科学的に可能なのです。

第14章 「イメージ療法」：イメージは現実化する！

――前向きの心が、ガンをみるみる治していく！

＊「イメージは現実化する」（N・ヒル）
＊生理はイメージ実現へと向かう
＊「瞑想」も「イメージ療法」の一つ
＊「心身一如」と精神神経免疫学
＊世界のさきがけサイモントン医師療法
＊「心」が遺伝子（DNA）を変える

●ナポレオン・ヒルの「成功原則」

「イメージは現実化する」――。

この真理を喝破《かっぱ》したのは、医学の分野の人物ではありません。その名はナポレオン・ヒル。経営学の神様ともいわれるかれは、古今東西の数多くの成功者を徹底分析して、その「成功原則」を探求しました。そして、あらゆる成功者に共通していたのが「イメージを現実化させた」という事実だったのです。

つまり、あらゆる成功者は、まず成功している自分自身をありありと想像している。そして、そのイメージがかれを成功に向けて衝《つ》き動かす原動力となり、気がついてみたらイメージは現実のものとなっていた……と、いうわけです。

「成功している自分を常にイメージせよ。そうすれば現実はイメージに近づいていく」

この成功哲学は、経営学の分野では黄金律となっています。

●生理システムはイメージに向かう

では、なぜイメージは現実化していくのだろう？

われわれは五感で現実を知覚しています。これに「氣」の直感を加えれば、六感となります。人類には想像力という能力も備わっています。それは、これら六感をイメージの世界で感知する能力です。過去の記憶がそうであり、未来の予知がそうです。記憶能力、予知能力……は、まさに万物の霊長として天賦された高度な能力です。

むろん動物などにも、これら能力は備わっています。しかし、脳が発達した人類は、これら記憶、予知をありありとしたイメージで脳内に想い描くことができます。

いわゆる疑似現実（バーチャル・リアリティ）。この能力は、過去の体験を学習し、未来の体験に備えるために必要です。

つまり人体の生理システムは心中イメージ（空想現実）に向かって、自動的に態勢を整えます。美味しいものをイメージすれば、唾液は分泌され、消化器系は動き始めます。有名なパブロフの条件反射をみよ。実験犬は食事の前にカネの音を聞くだけで、唾液、胃液を分泌させたのです。カネの音は犬に餌をイメージさせたからに他なりません。

ナポレオン・ヒルは、そのイメージの高度な力に気づきました。成功者をイメージしたひとは、成功者と同じようなふるまいをするようになる。成功者と同じ努力を反射的にするようになる。すると、いやでもかれは成功者となるのです。スポーツのイメージ・トレーニングも同じ原理です。

●マイナス・イメージが「病気」の正体

かくもイメージは素晴らしいはたらきをします。ところが、一方でイメージは、恐ろしいはたらきもしてくれます。脳を精密なコンピュータとすればイメージはソフト・プログラムです。

成功ソフトをインストールすれば、コンピュータは成功実現に向けて、詳細なプログラミングを弾き出す。失敗ソフトを入れれば逆の現象が起こる。

たとえば対人恐怖症などの強迫神経症があります。ひとの前に出ると緊張して話ができなくなる。「ひとの前に出ると上がってしまう」というイメージが本人の頭にありありとインプットされている。だから他人の前に出るとプログラミングにスイッチ・オン。生理システムは忠実にソフトにしたがって作動する。心臓はドキドキ。顔面は真っ赤。手には汗じっとり……。そもそも病気自体が、このマイナス・イメージのプログラミングが作動したものといえます。「病気」すなわち「氣」が「病む」。「氣」とは生命エネルギーであり、それが「病めば（狂えば）」心身が失調するのはあたりまえ。古人は、まさに、その本質をこの二字にこめたのです。古代の叡智《えいち》……おそるべし。

つまり、自分自身について、過去・現在・未来……よいイメージを持ち続けているひとは、病気になりません。「氣」が「病まない」からです。

●感謝の心は希望へ、憎悪の心は絶望へ

よいイメージとは、一言でいえば「感謝」つまり「肯定」の心です。「ありがとう」の言葉が「奇跡を起こす」と前に書きました。「肯定」の心は、後述のように癒《いや》しの快感ホルモン、エンドルフィンを分泌し、副交感神経を優位にして、ＮＫ細胞など免疫細胞を増やしてくれま

す。

それは次に感動ホルモン、ドーパミンを分泌し、心身は高揚して希望と行動を引き起こす。

悪いイメージとは、「憎悪」つまり「否定」の心です。「他律性」「後向き」の性格のひとは、「自律性」「前向き」の性格のひとに比べてガン死亡率は七七倍……！　アイゼンクの研究は、心に描くマイナス・イメージが、いかにガン原因となっているかを、まざまざと立証します。アイゼンクによれば「自律性」とは「幸福が身内から沸く実感」という。まさに幸福イメージがガンを遠ざけているのです。またアイゼンクらは、ガンになりやすい前者タイプに「行動療法」を施して「自律性」の高いタイプに変えることで、四六％だったガン死亡率を四％と一〇分の一以下に抑えることに成功しています。

三つ子の魂、百まで……性格は変わらない、と一般に信じられています。しかし、性格が変わることは可能なのです。ガンを克服したひとに、そのようなひとは多い。

言い換えると、かれらは性格を変えることで、ガンを克服したのです。

●朝日が体を健康にしているイメージ

「海に近いところに住んでいたので、海岸まで歩いて、堤防の上で朝日を浴びた。深呼吸や体操をして、朝日が体を健康にしている……とイメージした。『太陽の光を体のなかに受け入れて、体の〝毒〟やガンを全部出す。バカみたいかもしらんけど、そうして治ることをイメージしました』。それから好きな『民謡』を歌った。腹式呼吸で腹に力を入れ、大声で歌った」

これは『ガン　絶望から復活した15人』（中山武著、草思社）の一節。中山氏は前に紹介したガン患者「いずみの会」代表。三期、四期という患者が大半を占める同会の年間生存率は九五％！　驚異的な治癒効果は①心の改善、②食事の改善、③運動――のわずか三本柱で達成されたものだ。ここで紹介したのは「心の転換」を徹底して肝臓ガン〝転移〟を克服した今井雅意さん（六九歳）の体験記。なにしろ直腸ガン（三期）から肝臓ガンまで、患いながら完治した。ガンの原因は、職場のストレスだった。人間関係がややこしくなってストレスがたまった。イライラするとタバコ。甘いもの。居酒屋。肴《さかな》は串カツ。鳥空揚げ。焼き肉……暴飲暴食。ガンにならないほうが不思議な生活だった。

●「瞑想」も「イメージ療法」の一つ

今井さんはガン克服のため「心の転換」に徹した。職場のポジションも変えてもらった。「心に悪いこと」は無視した。夜、眠れないときは、座椅子に座って「瞑想」をした。心の安定をはかるためです。

「最初はどうしても雑念が入りますが、慣れてくると頭を空っぽにすることができます。何も考えないのがいいです。ガンのことも考えない。知らないうちに眠っています」（同書）

「瞑想療法」も「イメージ療法」の一つといえます。

人間の生理は、五感によって左右されます。目の前に美味しそうな食事があれば唾液が出て、食欲が沸いてくる。好きなひとがいると心地好く、嫌な奴がいるとムカムカ腹が立ってくる。これら快、不快の感情は、イメージでも引き起こされます。好きなひとを想像すると快感ホルモン、エンドルフィンが分泌され、嫌いなひとのイメージでは、不快ホルモン、アドレナリンが分泌される。これは別名〝怒りのホルモン〟。毒蛇の〝毒〟の二、三倍もの毒性があるという猛毒物質。それが、嫌いなひとをイメージしただけで、体内に発生し、その〝毒〟が体中を駆け巡るのです。毒蛇以上の〝毒〟を発生させるのだから、ひとを嫌う、憎むという感情は、自らをも傷つけてしまいます。

●乳ガン患者生存に二倍以上の大差！

「瞑想療法」は心を無にすることで、好悪の感情の高ぶりを静めます。

すると、心身はもっとも最適なホメオスタシス（生体恒常性）の状態に落ち着いていく。

グラフA（次頁）は〝転移〟のある乳ガン患者の「瞑想療法」の結果です。「瞑想療法」を受けなかったグループAと受けたグループBには二倍以上と驚くべき大差が出ました（スタンフォード大学研究チーム）。わずか一年の療法で、これだけの差が出たことは「瞑想」が患者の免疫力を驚異的に向上させたからです。

ヨガ、禅をはじめ、あらゆる宗教がこの「瞑想」を説いています。それは、その生理科学的

グラフＡ「瞑想療法」で乳ガン患者生存に二倍以上の大差！

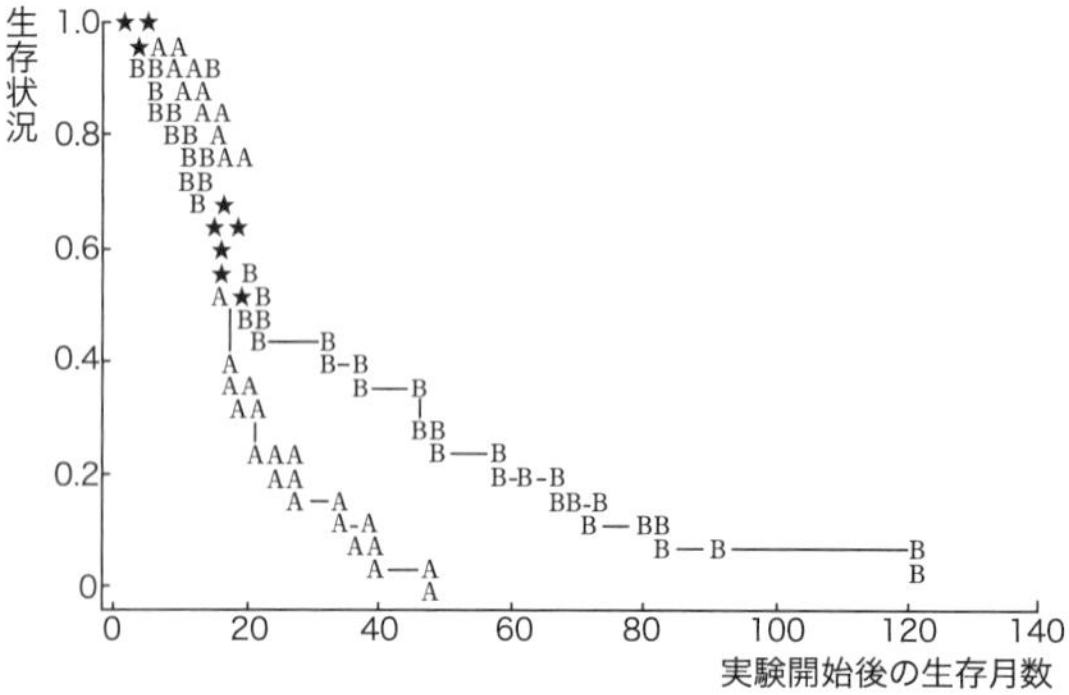

出典：『自然な療法のほうがガンを治す』（今村光一 著、花伝社）

な特性を、これら宗教の開祖、布教者たちは感知していたからでしょう。

●「汝の敵を愛せ」の真意とは？

イエス・キリストは、有名な山上の垂訓で「汝《なんじ》の敵を愛せ」と諭《さと》しました。

これは……憎しみは、敵を心中に思い浮かべたとき、有毒ホルモン、アドレナリンを分泌させ、苦悶の苦しみをひきおこすことをキリストは知っていたことになります。

まさに聖人の直感です。脳の情報処理システムはシンプルです。脳の両側頭には偏桃体《へんとうたい》という部位がある。視覚、聴覚……などの知覚情報で入ってきた情報は「好き」か「嫌い」かで選別され「好き」側の偏桃《へんとう》体《たい》、「嫌い」側の偏桃体《へんとうたい》へと振り分けられます。

「好き」の偏桃体《へんとうたい》を刺激した知覚情報はエンドルフィンを分泌するので、快感に満たされる。それは生体をリラックスさせ副交感神経を刺激し、免疫細胞リンパ球を増産させる。その代表はＮＫ細胞だ。ＮＫ細胞は、常に体内をパトロールしており、ガン細胞を発見すると攻撃して、その細胞膜を破り、ガン細胞を即死させる。

図Ｂ上（次頁）は、ＮＫ細胞が自分の約四倍もの大きさのガン細胞に上下から攻撃している様子を映したもの。ガン細胞はＮＫ細胞に攻撃され一挙に死滅し死骸となって漂う（図Ｂ下）。

これらガン細胞の死骸は酵素で速やかに分解され、尿から体外に排泄される。これが、ガンが消滅するメカニズムです。だから「ガンが消えた？　ありえない」と大騒ぎする医者がいますが、あまりに無知すぎます。馬鹿馬鹿しくて相手をする気にもなりません。

●プラス・イメージはＮＫ細胞を増やす

かれらはＮＫ細胞によるガン攻撃どころか、ＮＫ細胞の存在すら知りません。かれらは大学医学部教育で教えられた一五〇〇年も昔の「ガン細胞無限増殖論」（ウィルヒョウ学説）を、いまだ盲信しているのです。

国際的に医学教育がＮＫ細胞によるガン細胞攻撃システムを教えなかったのはなぜか？　それは免疫細胞がガン細胞を死滅させることを患者に知られると、まずいからです。

つまりガン細胞を攻撃するのは抗ガン剤であり、放射線であり、手術でないと、はなはだ困る。ガンを治すのは医者であり、病院である……と患者に思い込ませないと、商売あがったり

■ガン細胞を攻撃するNK細胞（矢印）をイメージしよう

図B

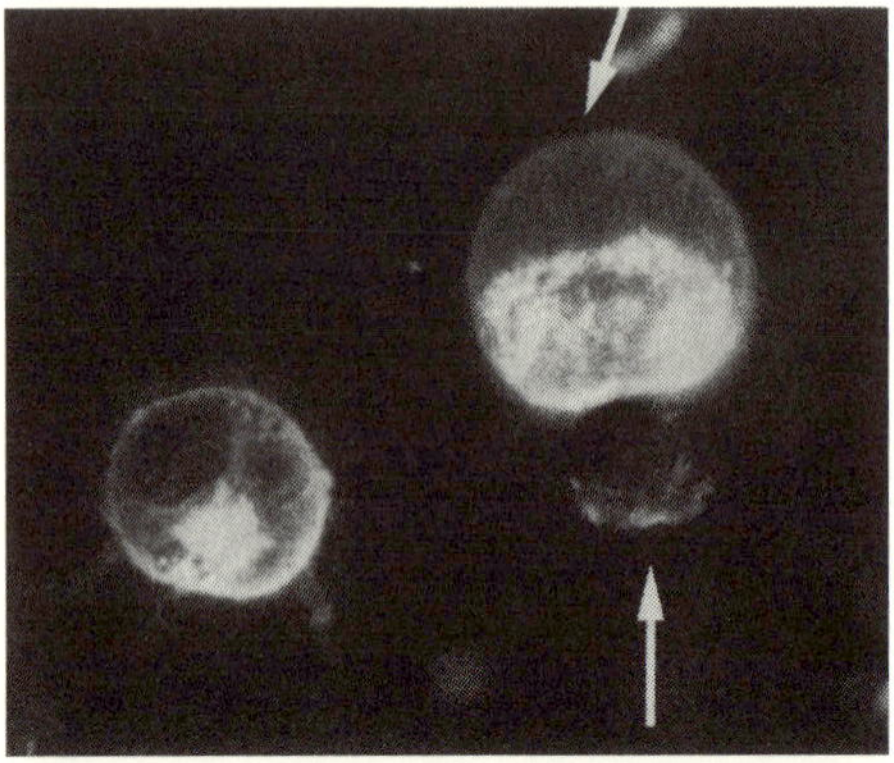

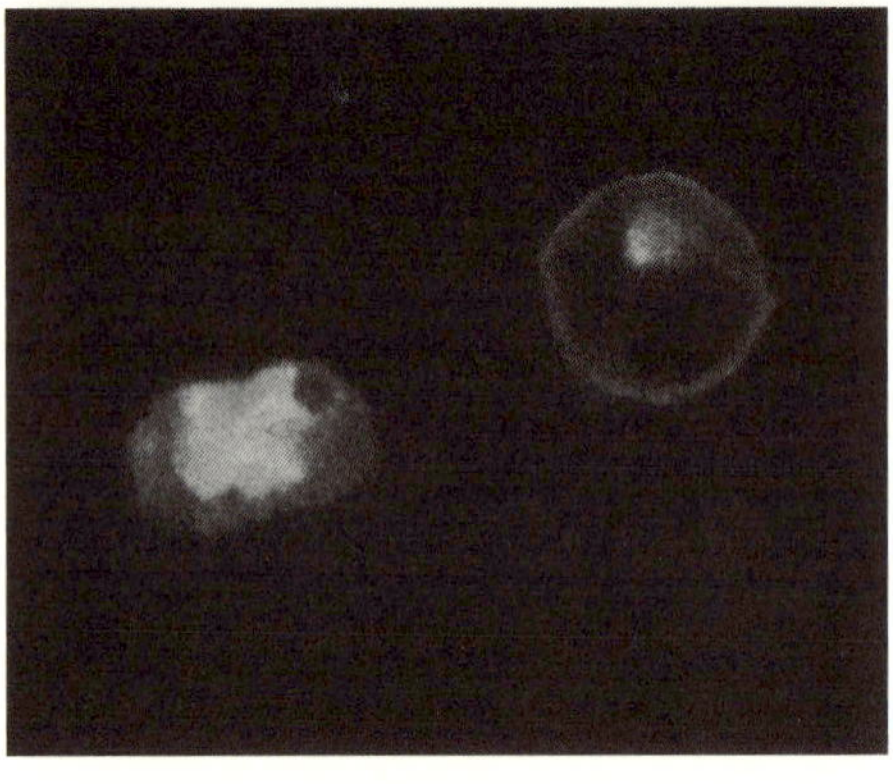

見よ！ ガンを攻撃するには免疫細胞(ナチュラル･キラー細胞)だ！

ナチュラル・キラー（NK）細胞がガン細胞を攻撃する瞬間。
NK細胞（上の写真の下方の矢印）が、ガン細胞を（同、上の矢印）に食いついた瞬間。NK細胞膜が破られ、死滅したガン細胞は、赤く染まっている。

（ルイ・パストゥール）医学研究センター提供

出典：『笑いの免疫学』（船瀬俊介著、花伝社）

となる。現代医学〝狂育〟が自然治癒力を教えてこなかったのも同じ理由。患者は、ほっておいても治る。「そんなこと、教えたら、医者も薬屋もオマンマの食い上げ」なのです。

「三時間、笑っただけでＮＫ細胞が六倍に増えた！」

すばるクリニックの伊丹仁朗医師の有名な「笑いの実験」結果です。笑いこそ、心のプラス・イメージの発露。「楽しい」ことを思い描くから、笑うのです。「嫌な」ことをイメージしたら笑えない。これら、心と体の相関関係は、東洋では五〇〇〇年以上昔から「心身一如」として喝破《かっぱ》されていました。近代西洋医学でも、ようやく精神神経免疫学として確立されています。

●不治イメージを植え込む医者の罪

ところが、ほとんどのガン患者は、担当医師から「ガンは治らない」というイメージを植え付けられています。

「……病院では、ガンの原因をつかみ、それを排除する治療をしていないので、治らないのは当然の理である」「医師はガンを治す自信がなく、再発を防ぐ努力も有効な手立てもない。医療技術は進歩したといわれるが、ことガンに関してはお手上げの状態といえる」「……初期ガン以外は『手おくれ』だと考えている。だから手術後、再発・転移があると『治る見込みはない』とあきらめてしまう」（前出、中山氏）

医者は、かくして患者、家族に「ガンは治りません」と告げて治療をする。なかには、ていねいに「余命、×か月……」と〝死刑宣言〟までしてくれる親切な（！）医師までいる。「イメージは現実化する」――冒頭の至言を想起して欲しい。

医者が患者に与えた「余命、×か月……」という死のイメージは、そのまま患者の心に刻まれ、生理作用は、そのイメージの実現に向かってプログラミングされていく。

かくして、まさに「イメージは現実化していく」のです。それも最悪の方向で……。

●世界のさきがけサイモントン療法

プラス・イメージがガンを克服する……。

それを、世界で真っ先に取り入れたのがサイモントン療法です。いわばイメージ療法の代表バッター。サイモントン医師は元々、アメリカの放射線治療専門家でした。そのかれが独自に精神の治療効果に着目して始めた。一九七〇年代には、その効果に医学界が着目しはじめた。カリフォルニア州では、今もサイモントン・ガン・センターで、そのイメージ療法が行われています。

イメージ療法には二タイプがあります。

一つは「積極」タイプ。たとえば、患者は自分のガンを氷の塊と思い描く。同時に自分の免疫細胞（NK細胞）をサンサンと輝く太陽光の光の分子とイメージする。光粒子がガン腫瘍を溶かしている様を、ありありと心に思い描く。

もう一つは「穏健」タイプ。平和で心楽しい風景を思い描く。ガンを攻撃するイメージではないが、ガンに対する不安、恐れなどが解消される。つまりアドレナリン分泌がエンドルフィンに変わり、結果的にNK細胞が増えて、ガン腫瘍は縮小していく。

「……この二つのイメージ療法は、しばしばリラクゼーション、瞑想、催眠などと一緒に行われる。リラクゼーションは、体の中の緊張を静かな呼吸とともに解きほぐしていく……」

（『自然な療法のほうがガンを治す』今村光一著、花伝社）

●通常療法と併用でも二倍以上生存

「そんなイメージだけでガンが治るはずがない」と、いまだ冷笑する医師も多いはず。ところがサイモントン・センターでは四年間で、医学的に治療不能と見放された重症末期ガン患者一五九人にイメージ療法を施し、六三人が生存中。診断を受けてからの平均生存日数は二四・四か月。アメリカでの同様患者の平均生存日数は一二か月なので、イメージ療法で、かれらは二倍以上生き延びたことになります。

さらに末期乳ガン患者（三三人）は、平均三五か月生存。一般患者の一六か月にくらべて二・二倍も生存している。大腸ガン（一八人）も約二倍。肺ガン（二四人）も二・三倍の生存率です（次頁表C）。

サイモントン医師は、イメージ療法を通常療法(抗ガン剤、放射線、手術)の〝補完〟療法としての立場をとってきました。だから、これらガン患者たちは、抗ガン剤、放射線、手術なども併用していました。それでもイメージ療法は二倍以上の生存期間を与えたのです。

これら三大療法を拒否して、「食事療法」や「笑い療法」「運動療法」などを併用したら、この生存率は、さらにケタはずれに向上したことはまちがいない。

●宇宙戦争ドラマ！イメージに遊ぶ

パトリシア・A・ノリス医師が進めているイメージ療法は、いかにもアメリカ的で面白い。

手術不能の末期脳しゅように冒された九歳の少年に指導したもの。少年は「スター・トレック」のような宇宙戦争ドラマが大好きなので、それをイメージ療法に取り入れた。つまりガンを太陽系に侵入してきた敵役エイリアンにして、少年はそれを攻撃する地球防衛軍パイロットというわけだ。攻撃機に乗り込んだ少年はレーザーガン(白血球)や空雷(免疫機構)を駆使して攻撃を繰り返す。少年は異次元ドラマのなかで攻撃に熱中した。そして、一年三か月後、なんと……脳しゅようは完全に消え失せた！

この例で、わかるようにイメージ療法も、そのひとなりに最適イメージで行うことが、最善効果をあげる。はやくいえば好きなイメージに遊ぶことが、大切なのです。

日本でのサイモントン療法の第一人者は近藤裕《ひろし》医師(ライフマネジメント研究所所長)。近

■サイモントン療法で末期ガン患者も二倍以上生存

表C 末期患者の平均生存月数

	サイモントン療法の患者	一般患者
乳 ガ ン	35ヵ月(33人)	16ヵ月
大腸ガン	21ヵ月(38人)	11ヵ月
肺 ガ ン	14ヵ月(24人)	6ヵ月

出典:『自然な療法のほうがガンを治す』(今村 光一 著、花伝社)

■「心」が積極的な人ほどイメージ療法効果も高い

表D 生きる態度と治療効果の関係

患者の態度 \ 反応の場合	優秀	良好	普通	不良	合計
非常に消極的	0	0	0	2	2
消極的	0	2	14	17	33
どちらでもない	0	34	29	3	66
積極的	11	31	0	0	42
非常に積極的	9	0	0	0	9
合計	20	67	43	22	152名

出典:『ガンを治す大事典』(帯津良一編著、二見書房)

藤医師によれば「積極的な生き方をしているひとのほうが優秀な治療成績を残す」という（一五二名対象）（前頁表D）。

●「リンパ球がガンを食べている……」

近藤医師が指導するイメージ療法は「リンパ球（NK細胞）が、ガンを食べている」イメージ。まさに（二四二頁図B）を想像するわけだ。この写真は拙著『笑いの免疫学』（花伝社）の口絵にカラー写真で掲載している。B4くらいに拡大コピーを取って壁に貼っておき、常にそのイメージを目に焼き付け励みとすれば、イメージ療法も大きな効果をあげるでしょう。

イメージ療法のポイントは、ありありと思い描くことだ。

わたしの尊敬する治療師に韓国の奇埈成老師がおられる。奇先生は八〇代半ばとは思えぬ矍《かく》鑠《しゃく》ぶり。何千、何万人というガン患者を死の淵から救ってこられた方だ。

奇先生は、ガンを嘆く患者に「あなたの中に阿弥陀如来《あみだにょらい》がお入りになった。感謝をこめて祈りなさい」と諭《さと》す。ガンを敵視せず、救いの仏とイメージする。逆転の発想です。キリスト教徒の場合なら「聖母マリアが入られた」と説く。まさにひとを見て、経を説く。このように真実の医療は、真実の宗教に近づいていく。

●イメージは遺伝子をスイッチ・オン

もうひとつ。イメージ療法は、究極の生命科学の扉を開けることにもつながります。村上和雄博士（筑波大学）は、笑いが遺伝子（ＤＮＡ）を換えることを世界で初めて立証されたかただ。笑った被験者の遺伝子を詳細チェックしたところ二三個の遺伝子がスイッチ・オンとなっていた。これは「笑い」↓「気分」↓「心」が遺伝子を換えることの証明にほかなりません。つまり「イメージ」が遺伝子を換える。つまりひとはイメージ＝思ったとおりに生理的に変容していく。女優の由美かおるさんは五八歳なのに少女のように若い。それは、常に自分は「若い」とイメージしているから。同年輩で老女のように老けた女性もいる。自らを「老けた」と無意識でイメージしているからです。

自分を「若く」イメージすれば、若い方に遺伝子はスイッチ・オンし、生理的に若さは保てる。「老けた」と思えば、遺伝子は老化へスイッチを入れる。ガンも然り。「治る」イメージと「治らぬ」イメージでは、生理メカニズムの進む方向は一八〇度逆になる。

まさに「イメージは現実化する」のです……。

あとがき

一〇年平均でも、毎年ガン会員九五％が元気で生きている！

驚異の生存率を誇る名古屋「いずみの会」。会長の中山武さん（前出）は五〇代前半で進行性スキルス胃ガンが再発。胃の大半を切除する大手術を受けた。そのとき担当医は、冷酷にこう告知した。

「半年以内に再々発し、助かる確率は三万人に一人です……」

ふつうはショックで寝込んでしまうかもしれない。しかし、中山さんはちがった。

「ガンなんかで死んでたまるか！」

まず、好きなタバコはスッパリやめた。肉も魚も乳製品もやめた。玄米菜食一本と決めた。経営していた家電販売店を縮小。規則正しい生活に徹した。そして……半年、どころか二〇年以上たって七六歳。ピンピン元気で、風邪もほとんど引かない。お会いしても笑顔で声が腹から出る。握手の力も強い。数時間の講演も平気でこなす。

●

「いずみの会」設立は一九九〇年。あるガン患者セミナーに出席したことがきっかけとなった。参加者が皆、暗い顔付きをしている。会話にも悲壮感が漂う。その重い雰囲気に、中山さんは立上がり、叫んでいた。

「私を見てください！　今は血色もいいが、かつては医者に助からないと言われた患者だったんですよ」。さらに胸を張ってこう付け加えた。「ガンは風邪のような病気。誰でもかかる。自分の免疫力が低下したからかかったんです」。

『AERA』（2005／8／29）に中山さんは「余命宣告に克った人々」として紹介された。同誌は「『早期発見、早期治療』以外は治らない……という通念を覆し、末期ガンから生還したひとたちがいる」と驚嘆している。

●

中山さんは、その日を境に「ガンは治る！」という常識を広める活動をスタート。こうして「いずみの会」は生まれた。特定の代替療法、健康法、健康食品などは一切、斡旋《あっせん》していない。

患者会員に勧めるのはただ三点。①「心」②「食事」③「運動」の改善……。

①心を転換し「ガンは治る」「自分で治す」と強く思う。

②ガンになった体質を「玄米菜食」等で変える。

③適度な「運動」を欠かさない。

たった、これだけで約九五％という驚異の生存率。ふつうの健康人の生存率と変わらないではないか！　同様の成果を「ガンの患者学研究所」（代表、川竹文夫氏）もあげている。一方で、各地のがんセンターや大学病院など〝最先端〟治療を行っている医療機関の惨状に目を向けて欲しい。あなたの身内で〝助かった〟ひとが、どれだけいます？　これらの医療機関は通院・入院ガン患者の生存率を公開すべきです。その数値の余りの低さに、国民は驚愕《きょうがく》、落胆するでしょう。

そこでの治療は、相変わらず猛毒抗ガン剤・放射線・手術浸け。こうして、約八割は重大副作用で〝殺される〟。これで生存率は大幅ダウン。かれらは「心」「食事」「運動」「生活」改善という真のガン治療はまったく無視。よって患者の自然治癒力（免疫力：ＮＫ細胞）は衰弱し、〝三大療法〟の刺激でガンは悪性化……おびただしいガン死が続出する。こうして生存率は果てしなくゼロ％に近づく。あなたは「いずみの会」の九五％と、どちらを選びますか？

●

この本も『病院に行かずに「治す」……』ことをすすめている。それは以上の理由からです。「病院に行かないで、どこにいけばいいの？」。「いずみの会」か「ガンの患者学研究所」に行きなさい。入会しなさい。そして、ひと任せではなく「ガンは治る」ことに気づき、「自分で治す」決意をする。完全治癒した先輩達の「体験に学び実践する」。抗ガン剤・放射線・手術の「地獄の苦しみ」に比べれば、こちらは「天国の楽しみ」です。

似た代替療法グループにＮＰＯ法人「がんコントロール協会」（☎０１２０―０９９―７２７）があります。同協会はアメリカで起こった代替療法の流れを汲む活動グループ。窓口を広くして、幅広く代替療法を紹介。ただし、選択は患者自身に任せています。ＮＰＯ法人「自健会」(☎03―5804―4080)も代替療法等の普及に勤めている。創立者は、ガン代替療法を日本に広めた希有《けう》な医療ジャーナリスト、故・今村光一氏。かれの活動がなければ、われわれ日本人はいまだ暗黒の闇に閉ざされていたかもしれません。機関誌『ヘルスレター』やセミナー、ベジタリアン料理教室など啓蒙活動に力を入れている。代替療法の学術団体は「日本綜合医学会」(☎03―6902―0678)。〝殺人医学〟の現代医学に対して、伝統の食養医療を踏まえた〝活人医学〟の拠点となっている。

●

――さて、この本では「絶対、病院に行ってはいけない」と言っているのではありません。現代医学の現場でも、目覚めた良心的医師は大勢います。この本を手にとって深い理解を示すお医者さんなら、まず安心でしょう。代替療法をクリニックでも中心的に進めておられるはず。また、拙著『抗ガン剤で殺される』『笑いの免疫学』(花伝社)、『ガンで死んだら110番……』(五月書房)を手にして反発を示さない医師も信頼していいでしょう。かれらは〝三大療法〟の危険性、代替療法の優位性を理解しています。よって、これらの本は、あなたの目の前の医者が「安全か?」「危険か?」を試すリトマス試験紙です! 帯の色が「赤」「青」「黄」なので、ガン治療の〝交通信号〟と呼んでいます。まず、本のタイトルを見ただけでショックで青ざめる医師はパス。〝三大療法〟のみを信じきって、代替療法には無知蒙昧《むちもうまい》です。そんな病院に行ったら、まず生きて出ることは不可能でしょう。〝交通信号〟に、この「緑」の帯の一冊が加わりました。

ガンで悩んでいるお知り合い、友人、家族にそっと手渡してあげてください。

世間のマスコミ情報、医学情報で〝洗脳〟されたままでは、たいせつなひとは地獄への門を押してしまいます。この一冊が地獄か、天国かの分かれ道になります。

いのちは、ただひとつなのです。かけがえのない、愛《いと》しいいのち……。それを、この「緑」の本で救ってあげてください。(了)

二〇〇八年九月五日　深更　奥武蔵、名栗渓流のせせらぎを聞きながら……

著者　船瀬俊介

＊この一冊は月刊『マクロビオティック』(日本ＣＩ協会)連載記事に加筆、再編集したものです。

船瀬俊介（ふなせ しゅんすけ）

1950年、福岡県に生まれる。九州大学理学部入学、同大学を中退し、早稲田大学第一文学部社会学科を卒業。地球環境問題、医療・健康・建築批評などを展開。
著書に、『抗ガン剤で殺される』、『笑いの免疫学』、『メタボの暴走』、『ガンになったら読む10冊の本』、『アメリカ食は早死にする』、『健康住宅革命』、『原発マフィア』、『抗ガン剤の悪夢』（以上、花伝社）、『買ってはいけない』（金曜日）、『あぶない電磁波』（三一書房）、『やっぱりあぶないIH調理器』（三五館）、『知ってはいけない!?』、『「長生き」したければ、食べてはいけない!?』、『クスリは飲んではいけない!?』、『ガン検診は受けてはいけない!?』（以上、徳間書店）など多数。

病院に行かずに「治す」ガン療法――ひとりでできる「自然療法」

2008年11月10日　初版第1刷発行
2025年2月5日　初版第11刷発行

著者 ――船瀬俊介
発行者 ――平田　勝
発行 ――花伝社
発売 ――共栄書房
〒101-0065　東京都千代田区西神田2-5-11出版輸送ビル2F
電話　03-3263-3813
FAX　03-3239-8272
E-mail　info@kadensha.net
URL　https://www.kadensha.net
振替　00140-6-59661
装幀 ――渡辺美知子
イラスト――髙橋文雄
印刷・製本 ―中央精版印刷株式会社

ISBN978-4-7634-0532-6 C0036